心态积极精神好

心力强大有担当

中共中央党校党建部创新工程
新时代干部心理能力建设书系
★
胡月星 主编

变革时代 的心理适应与发展

李朝波／著

SPM
南方出版传媒
广东人民出版社
·广州·

图书在版编目（CIP）数据

变革时代的心理适应与发展／李朝波著. —广州：广东人民出版社，2021.5

（新时代干部心理能力建设书系／胡月星主编）

ISBN 978-7-218-14429-0

Ⅰ.①变… Ⅱ.①李… Ⅲ.①领导人员—心理调节 Ⅳ.①R395.6

中国版本图书馆 CIP 数据核字（2020）第 153391 号

BIANGE SHIDAI DE XINLI SHIYING YU FAZHAN

变革时代的心理适应与发展

李朝波　著

出 版 人：肖风华

责任编辑：卢雪华
装帧设计：闽江文化
责任技编：吴彦斌　周星奎

出版发行　广东人民出版社
地　　址：广州市海珠区新港西路 204 号 2 号楼（邮政编码：510300）
电　　话：（020）85716809（总编室）
传　　真：（020）85716872
网　　址：http://www.gdpph.com
印　　刷：广东虎彩云印刷有限公司
开　　本：787 mm×1092mm　1/16
印　　张：14.625　字　数：200 千
版　　次：2021 年 5 月第 1 版
印　　次：2021 年 5 月第 1 次印刷
定　　价：45.00 元

如发现印装质量问题，影响阅读，请与出版社（020-85716849）联系调换。
售书热线：020-85716826

《新时代干部心理能力建设书系》编委会

顾　问　陈　立　十三届全国人大华侨委员会委员，中共中央党校（国家行政学院）原校务委员（副院长）

苏东水　复旦大学首席教授，世界管理学者协会联盟（IFASM）中国委员会主席，东方管理学派创始人，复旦大学终生成就奖获得者

郑日昌　著名心理测量咨询专家，北京师范大学心理学教授

郭渝成　中国健康管理协会会长

冯秋婷　中国领导科学研究会会长

主　任　张志明　中共中央党校（国家行政学院）党的建设教研部主任，教授，博士生导师

主　编　胡月星　中共中央党校（国家行政学院）党建部党的领导与领导科学教研室主任，教授，博士生导师

编　委　顾　凡　赵艳琼　祝卓宏　张　冉　刘炳香　鄯爱红
赵世明　张素玲　密忠祥　刘松怀　李朝波　袁书杰
柳传珍　姚艳红　乔富胜　曹　颖　王文新　周　辉
李　茜　柳　毅　刘一冰　陈姗姗　陈宗波　赵洋君
赵　鑫　雷　强

参与研究及支持单位

中共中央党校（国家行政学院）

中国浦东干部学院

中共国家税务总局党校（国家税务总局税务干部学院）

中共北京市委党校（北京行政学院）

中共丽江市委党校（丽江市行政学院）

中国健康管理协会

中国领导科学研究会

中国人才研究会

中国健康管理协会公职人员心理健康管理分会

残疾人事业发展研究会心理健康专业委员会

广州市干部健康管理中心

红色地标（北京）领导力研究院

西安思源学院新发展理念与领导力研究中心

总　序

　　建设高素质专业化干部队伍，不仅包括思想建设、作风建设、组织纪律建设，还应当包括心理能力建设。我们党的干部队伍，不仅要政治过硬，本领高强，还要心理健康。习近平总书记在党的十九大报告中强调，"打铁必须自身硬"，这个"自身硬"既包括信念坚定、思想领先、作风顽强，还包括心理能力素质过硬。2018年5月，中共中央办公厅印发《关于进一步激励广大干部新时代新担当新作为的意见》，其中明确要求，要"满怀热情关心关爱干部。坚持严格管理和关心信任相统一，政治上激励、工作上支持、待遇上保障、心理上关怀"，同时明确要"关注干部心理健康"。在同年召开的全国组织工作会议上，习近平总书记进一步强调，要"真情关爱干部，关注干部身心健康"。此后，中共中央组织部又专门下发《关于认真做好关心关怀干部心理健康有关工作的通知》，对做好干部心理健康有关工作提出了明确、具体的要求。这一系列举措的出台，既体现了中央对干部心理健康工作的重视，也折射了加强干部心理健康工作的重要性与紧迫性。

心理能力本质上就是一种心理能量，是一种面对现实、追求目标、克服困难、完善自我、积极向上的内在力量。积极心理学研究认为，乐观向上的精神状态、主动积极的工作态度、认真负责的专业精神、知难而上的信心勇气、矢志不移的奋斗追求等是组织与个人取得成就或成功的根本所在。把心理能力建设纳入到加强党的干部队伍自身建设中，对于增强党的凝聚力与战斗力，激发各级领导干部心理活力，营造风清气正良好政治生态环境，都是至关重要的。

鉴于此，《新时代干部心理能力建设书系》从新时代建设高素质专业化干部队伍的客观需要出发，从构建社会心理服务体系能力建设的目标要求入手，围绕如何提升领导干部心理能力这个主题，从领导干部心理健康及其维护的各个层面进行了有益探索。其目的在于进一步增进领导干部心理能力发展水平，培育健康积极的心态，为提升领导干部的领导力提供动力支持。《新时代干部心理能力建设书系》着眼于当下领导干部心理健康发展的实际需要，从心理学、领导科学、社会学乃至医疗健康等学科视角对心理健康问题进行了全面深入的解析。这套丛书特色鲜明，亮点突出，针对性强，实用度高，是对干部心理健康进行深入细致研究的系统性创新理论成果，为大家深入认识心理健康、开展自我心理调节、提高心理灵活性、增强积极心理能力等方面提供科学有效的帮助指导。本丛书的突出特点体现在以下几个方面：

一是贴近实际。丛书以各级干部为研究对象和服务对象，聚焦当下领导干部的心理问题，提出了具有针对性的对策建议。透过《把握心理健康的金钥匙》《增强积极心理能量》以及《变革时代的心理适应与发展》的深入阐述与精辟分析，为各级领导干部如何认识心理健康，如何积极响应时代召唤增强积极心理能量提供了许多富有价值的对策建议。

二是科学解读。心理问题既是一种表象，更有着深刻的内在原因。对于心理问题及其存在障碍的解读需要从心理发展轨迹入手，需要从领导干部承担的角色压力及其心理需要进行深入探讨。丛书中的《会减压才能从容领导》《构建和谐愉快的人际关系》《健康心态需要自我认知》都是从干部的现实需要入手，从压力缓解、人际和谐和自我认知等大家感兴趣的话题展开。这些深层次的问题，是影响干部心理健康的重要因素。

三是内容丰富。丛书注重理论研究与实践应用相结合。把《领导人格完善与心力提升》《领导养心与养生》也纳入视野，将干部普遍关心的自我人格完善、心理资本、心力与志趣、提升心理生活适应能力等现实问题进行逐一阐述，形成丰富完备的内容体系。《走出抑郁　宽松心态》和《科学化解内心的焦虑》都以大量真实案例为依托，将干部心理问题写活、说透、讲明，为干部创造一个深度共鸣、贴近需求、实用好用的阅读能量场，让干部能够开卷有益。

四是注重应用。《新时代干部心理能力建设书系》从不同侧面对领导干部心理健康进行了深入具体的阐述，提出了许多富有价值的对策建议，有的书稿在内容中间或章节末尾还增设各种心理测评问卷，帮助干部开展自测自评。这套内容丰富详尽的书系，既可以满足干部心理能力建设培训学习的实际需要，也可以作为干部自我提升的案头工具书，满足干部阅读需求。

五是聚贤增慧。《新时代干部心理能力建设书系》聚焦时代需要，着眼未来发展，凝聚集体智慧。在书稿的撰写当中，全国人大常委、中共中央党校（国家行政学院）原校务委员（副院长）陈立教授，中国管理学界泰斗、复旦大学首席教授、东方管理学派创始人苏东水先生，中国健康管理协会会长郭渝成教授，中国领导科学研究会会长冯秋婷教授，心理测量咨询专家、北京师范大学心理学教授郑日昌先生等领导和学界前辈亲自担任书系顾问，对编写工作悉心指导，热情期待，支持鼓励，为编写工作增加了智慧力量。中央党校厅局级干部培训班的许多学员对编写内容及章节体系也提出了许多宝贵的意见建议，在书系付梓出版之际，谨代表编委会对各位领导前辈、专家学者和朋友们的关心帮助表示衷心感谢！

《新时代干部心理能力建设书系》是集体智慧的结晶。书系的诞生不仅为加强领导心理服务体系建设做出了有益的探索努力，更为开展领导干部心理健康教育提供了十分难得的阅读材料，本套书系既可以为各级党校（行政学院）党政干部教育培训、企业领导人才能力提升以及社会团体开展各类心理健康咨询活动提供培训参考教材，也可以为增进领导干部身心健康提供有价值意义的指导咨询与帮助。

是为序。

胡月星

2020 年 12 月 10 日

目　　录

第一章

变革时代的适应挑战

习近平总书记在庆祝改革开放 40 周年大会上指出，"以数千年大历史观之，变革和开放总体上是中国的历史常态"①。变革既是中国历史的常态，也是世界历史的常态，也是与发展相伴随的必然状态。唯物辩证法认为，物质世界是普遍联系和不断运动变化的统一整体，联系构成运动，运动引起变化，变化的基本趋势是发展。世界上唯一不变的是变化。恩格斯也曾提出，"呈现在我们眼前的，是一幅由种种联系和相互作用无穷无尽地交织起来的画面，其中没有任何东西是不动的和不变的，而是一切都在运动、变化、生成和消逝"②。变化是不可避免的客观现实，对于这一点毋庸赘言，且也能被世人所普遍接受。变化往往意味着改变原貌、突破常规、打破惯性，同时也伴随着种种不确定性，因此容易引发人们或轻或重的焦虑感，进而不可避免地带来关于如何适应的问题。环境的变化不以人的意志为转移，要想在变革中掌握主动，从中找寻并获得新的发展机遇，关键是要做好积极的适应。

从时代变革到工作生活变化，当前各级干部正面临着立体式、全方位的变革，大到世界局势、党和国家的治理，小到日常的工作生活生态等，都在发生着前所未有的改变。这对各级干部提出了许多新要求，也形成了较为明显的能力与心理挑战。

---

① 习近平：《在庆祝改革开放 40 周年大会上的讲话》，《人民日报》2018 年 12 月 19 日。

② 《马克思恩格斯文集》第 9 卷，人民出版社 2009 年版，第 23 页。

一、世界局势百年未有之大变局

2018 年 6 月，习近平总书记在中央外事工作会议上提出了一个重大论断，即"当前，我国处于近代以来最好的发展时期，世界处于百年未有之大变局，两者同步交织、相互激荡"[①]。此后，他又多次重申这一重要论断。世界局势百年未有之大变局是新时代各级干部工作中所处的大的国际环境，也是各级干部工作中面临的全新的挑战。各级干部要正确认识这个百年未有之大变局，准确把握大变局带来的国际和国内形势的变化，积极适应变化的形势需要，做好自身的调整和扮演好岗位角色。

概括而言，百年未有之大变局包括经济全球化之变、世界经济格局之变、世界政治格局之变、世界文明格局之变、世界秩序之变、全球治理之变等多个方面。在百年未有之大变局下，国际局势复杂多变，"黑天鹅""灰犀牛"事件时有发生，不稳定性、不确定性、不可预见性成为常态。与之相伴随，社会思潮多元交织渗透，不同文明之间的冲突愈演愈烈，意识形态领域的斗争和较量复杂严峻。

在网络和自媒体等信息技术载体的影响下，这一系列负面影响直接下沉到了各级干部的日常工作中，对各级干部的斗争意识、斗争能力提出更高的要求，做好意识形态的工作、维护

---

① 《坚持以新时代中国特色社会主义外交思想为指导　努力开创中国特色大国外交新局面》，《紫光阁》2018 年第 7 期，第 8—9 页。

国家安全、牢牢掌握意识形态的话语权、守住意识形态主阵地等都成为各级干部实际工作中面临的新情况和新挑战。同时，在复杂多变的国际局势下，防范化解重大风险也成为各级干部的紧迫任务，各级干部要做好经济上、政治上、文化上、社会上、外交上、军事上各种斗争的准备，层层负责、人人担当，以"踏平坎坷成大道，斗罢艰险又出发"的顽强意志，应对好每一场重大风险挑战，切实把改革发展稳定各项工作做实做好。

二、信息技术发展之大革新

随着信息技术革命的飞速发展，互联网、大数据、云计算、人工智能、物联网、区块链、5G 等从概念变成现实，并且逐步进入人们工作生活的各个领域，给政治、经济以及社会等各个领域的运行带来深刻变革，同样也给各级干部带来了很多新挑战。

信息技术在不断快速发展和升级迭代，并上升为国家战略。从全球的信息技术发展的动向看，互联网、云计算、大数据、人工智能等新一代信息技术正在加速发展，并快速渗透到经济和社会生活的各个领域。中国高度重视并加大支持力度，在这一轮信息技术革命中蹄疾步稳。2012 年首次提出"互联网思维"的概念，2014 年"互联网＋"的概念浮出水面，2015年 3 月"互联网＋"写入政府工作报告。几乎与此同步，大数据的概念也迅速进入公众视野，2015 年 10 月，十八届五中全会提出要实施"国家大数据战略"，大数据战略正式上升为国家战略。而在互联网和大数据发展如火如荼的同时，人工智能也一直未缺席，尤其是从 2015 年以来频频出现在国家部委相关规划、政策、意见之中。2017 年 7 月，国务院发布《新一代人工智能发展规划》，将人工智能发展上升到国家发展战略高度。党的十九大报告提出要"推动互联网、大数据、人工智能和实体经济深度融合"。随着中美贸易战的升级，5G 的概念开始进入更多社会大众的视野。5G 将带来信息技术的新一轮深刻变革，作为支持下一代核心高科技的"基建"技术，5G 将与云计算、大数据、人工智能、虚拟增强现实等技术实现深度融合，意味着人与人通信开始转向人与物通信，甚至机器与机器通信，这将对智能交通、工业自动化、智慧城市，以及社会管理各个方面带来革命性的改变。因此，5G 已成为国家战略的制高点，全球主要国家和运营商相继启动 5G 试验，纷纷出台战略计划开展产业布局，抢占战略制高点。随着全球 5G 竞赛的不断升温，中美两国的 5G 较量随着中美贸易战已进入白热化阶段。可以说 5G 在一定程度上是影响着两国未来国家科技实力和国家竞争力对抗的一个关键节点。

信息技术的革新与国家战略紧密相关，也与各级干部的工作密切关联。首先，信息技术的升级同时也意味着各级干部信息素养要随之提升。各级干部要增强信息意识，能够熟练运用信息技术手段进行办公，具备信息分析及评价能力以及保障信息安全的能力。同时，信息技术的革新还意味着各级干部要善于在信息技术条件下进行政府和社会治理创新，并且能够做好自我管理。

同时，互联网的飞速发展、移动互联网的便捷使用以及与之伴随的庞大的网民数量，要求各级干部要具备胜任利用互联网开展网络治理工作的能力，包括准确分析研判网络舆论动向、及时进行网络舆情处置、开展网络净化和网络治理、牢牢把握网络意识形态的主动权、提供更优质的在线公共服务产品、走好网上群众路线等等。同时，各级干部还要规范和约束好自身的网络行为，自觉带头营造风清气正的良好网络舆论环境。此外，如何将人工智能、大数据、物联网等应用到促进经济社会高质量发展的工作中，推进大众创业万众创新，推进产业结构转型升级，推进工业云、政务云、智慧城市等的建设，这些都是各级干部在信息技术革命背景下遇到的工作挑战。

三、党和国家治理中的大变革

党的十八大以来，党和国家治理经历了深层次的、根本性的变革。党的领导被忽视、淡化、削弱的状况得到明显改变，党的领导得到全面加强；创新、协调、绿色、开放、共享的新发展理念得到全面贯彻，实现了国家发展的动能转换和空间拓展，推动我国发展不断朝着更高质量、更有效率、更加公平、更可持续的方向前进；全面深化改革持续进行，改革在更广领域和更深层次上持续深入推进；全面推进依法治国，开辟了社会主义法治建设理论和实践的新境界；党对意识形态工作的领导全面加强，在意识形态领域的主导权和话语权大大增强；生态文明建设取得重大进展，国防和军队现代化稳步推进，中国特色大国外交开创新局面，全面从严治党向纵深发展并取得突出成就。

党和国家治理中的深刻变革对各级干部提出了很高的要

求，各级干部既要适应全面从严管党治党的新要求，又要在国家治理体系和治理能力现代化方面担负起一系列新的职责和使命。全面从严治党新常态，营造风清气正的政治生态，要求各级干部有更强烈的角色意识、更严格的自我要求、更主动的担当作为。

党的十八大以来，全面从严治党不断向纵深发展，高压惩治腐败力度空前，依法依规管党治党的实践日趋深化。管党治党实践从宽松软到严紧硬的转变，对各级干部提出更高标准的要求。各级干部同样也需要适应全面从严治党的新常态，主动增强"四个意识"，坚定"四个自信"，做到"两个维护"，牢固树立纪律意识和规矩意识，习惯在监督和约束下工作和生活，忠诚干净担当，带头营造风清气正的政治生态。

随着国家治理体系和治理能力现代化快速推进，党和国家机构改革正步入"深水区"。2018 年启动的党和国家机构改革涉及面之宽、调整幅度之大，前所未有，仅在中央和国家层面就有超过 80 个机关部门和直属单位，地方机构改革牵涉的单位和部门就更多了。机构改革带来的关于个人的进退留转问题、对新机构以及新职能的适应问题等都给各级干部带来很多现实的挑战。尤其是主要领导干部，既要确保自身在岗位和角色调整方面实现顺利转变，又要确保所在单位在改革过渡期人心不散、队伍不乱、工作不断，更要在改革之后对促进机构和人员融合、提升公共服务效能、增强社会治理能力、打造人民满意的服务型政府等方面负有直接的领导责任。

当前中国正处于全面建成小康社会的决胜阶段，打好防范化解重大风险、精准脱贫、污染防治等三大攻坚战对各级干部而言，可以说是时间紧、任务重、要求高、挑战大。面对波谲云诡的国际形势、复杂敏感的周边环境、艰巨繁重的改革发展稳定任务，中央要求各级干部要增强风险意识、忧患意识，要守土有责、守土尽责，把防范化解重大风险工作做实做细做好。就个体而言，党员、干部善于从政治上认识和处理问题，自觉在党和国家工作大局下想问题、做工作，有切实提高辨别政治是非、保持政治定力、防范政治风险的能力。各级干部在岗位工作中要强化风险意识，提高风险防控能力，在本职工作中要将防范和化解政治、意识形态、经济、科技、社会、外部环境、党的建设等领域的重大风险的责任落实好，处理好发展与稳定的关系。

党的十九大报告提出，要坚决打赢脱贫攻坚战，确保到2020年我国现行标准下农村贫困人口实现脱贫，贫困县全部摘帽，解决区域性整体贫困。"十三五"期间的脱贫攻坚目标要求也明确，稳定实现农村贫困人口不愁吃、不愁穿，农村贫困人口义务教育、基本医疗、住房安全有保障；同时实现贫困地区农民人均可支配收入增长幅度高于全国平均水平、基本公共服务主要领域指标接近全国平均水平。高质量如期完成脱贫攻坚任务，是硬仗中的硬仗，是全党全社会的共同责任，是各级干部在践行新时代中国共产党的历史使命的过程中必须要面对和承担的责任。处理好发展与公平的关系，要做好扶贫、扶志与扶智等三个方面的工作，必须讲究科学、讲究方法、讲究效率，尤其需要提高直接同人民群众打交道的能力，这些也都是各级干部需要经历的考验。

以改善生态环境质量为核心，以解决人民群众反映强烈的突出生态环境问题为重点，围绕污染物总量减排、生态环境质量提高、生态环境风险管控三类目标，突出大气、水、土壤污染防治三大领域，坚决打好污染防治攻坚战，也是党的十九大确定的三大攻坚战之一。污染防治攻坚战要着力处理好发展与保护的关系，对各级干部而言，要在一心一意谋发展与保护绿水青山之间寻求平衡。在我国经济下行压力加大的现实背景下，如何努力实现生态环境效益、经济效益和社会效益多赢，对各级干部而言，挑战同样巨大。

四、变革给各级干部带来的挑战

世情、国情、党情、社情、民情、舆情的深刻变化，给各级干部的工作带来了一系列的新挑战。这些挑战既有素质能力、执政本领等现实层面的，又有心理层面的，而且现实层面的挑战往往同时也是一种心理挑战。概括而言，当前各级干部面临的挑战主要有以下几个方面：

政治能力的挑战。党的十九大报告提出："全党同志特别是高级干部要加强党性锻炼，不断提高政治觉悟和政治能力，把对党忠诚、为党分忧、为党尽职、为民造福作为根本政治担当，永葆共产党人政治本色。"[1] 各级干部注重提高政治能力，既是马克思主义政党的内在要求，也是当前国内外环境变化带来的现实要求。

如何在纷繁复杂的形势面前把握正确方向，从政治上观大

---

[1]　习近平：《决胜全面建成小康社会　夺取新时代中国特色社会主义伟大胜利——在中国共产党第十九次全国代表大会上的报告》，人民出版社2017年版，第63页。

势、定大局、谋大事，在"举什么旗、走什么路"的问题上始终保持清醒的头脑；如何统筹推进"五位一体"总体布局和协调推进"四个全面"战略布局，统筹抓好经济、政治、文化、社会、生态文明建设和党的建设等各方面工作；如何推进国家治理体系和治理能力现代化，使各方面制度更加成熟科学、制度执行力不断提升，为事业发展提供有力的体制机制保障；如何做好组织动员和教育引导群众的工作，最大限度把广大群众团结凝聚在党的周围，同心同德为实现党的奋斗目标而努力；如何有效应对各种风险挑战，抵御重大风险，克服重大阻力，解决重大矛盾，等等，这些重大且现实的任务，都对各级干部的政治能力提出新的更高要求。

当前各级干部队伍政治能力总体上是比较强的，特别是经过十八大以来全面从严治党的洗礼，各级干部的政治能力有了明显提高。但是，同新形势新任务相比，各级干部的政治素质还有许多不适应、不符合，还存在不少突出问题。比如，有的马克思主义理论功底不深，不善于从政治上看问题，把政治和经济、政治和技术、政治和业务割裂开来甚至对立起来；有的政治站位不高，全局观念不强，不能自觉做到在大局下思考和行动；有的缺乏政治敏锐性和政治鉴别力，对政治上的苗头性倾向性问题不能见微知著、防患未然，甚至对挑战政治底线的错误言论和不良风气听之任之、逃避责任、失职渎职等。对各级干部而言，清醒地认识到现实环境中存在的种种考验，意识到提高政治能力的现实性、紧迫性以及自身存在的差距，不断在理论学习和岗位实践中锻造更高水平的政治能力，并将政治能力转化为指导实际工作的本领，是一个非常重大的现实命题。

执政本领挑战。随着中国改革进入攻坚期和深水区，我们面对的阻力前所未有、遇到的问题前所未有、肩负的重担前所未有。在担负起新时代党的历史使命的过程中，要应对挑战、抵御风险、克服阻力、解决矛盾，这就要求党员、干部要本领高强。为此，党的十九大报告指出，领导十三亿多人的社会主义大国，我们党既要政治过硬，也要本领高强。同时，党的十九大报告从增强学习本领、政治领导本领、改革创新本领、科学发展本领、依法执政本领、群众工作本领、狠抓落实本领、驾驭风险本领等8个方面提出了增强本领的具体要求。随着形势和任务的发展，中央又进一步提出，各级干部要发扬斗争精神，增强斗争本领。然而，与新时代的形势和任务相比，各级干部在执政本领方面还存在很多不适应、不匹配的地方，这同时也是对各级干部执政本领的挑战。这集中体现在以下几个方面：

理论与实际相结合的本领不强。当前很多干部对党的基本理论和方针政策比较了解，有着较好的理论素养，但是落实到具体工作中时，容易停留在概念的表层意义上，不能结合本单位、本部门的实际需要，因地制宜、精准施策，导致理论指导实践的成效不明显。

适应新时代新使命的创新能力不足。在"五位一体"总体布局和"四个全面"战略布局全面推进的新时代，对经济、政治、社会、文化、生态等方面的治理都提出了许多全新的要求，各级干部在观念和能力等方面要跟上形势的要求，在工作的精准性、政策的灵活性、方法的多样性等方面不断提升，但有的干部思维却仍停留在旧有的、传统的方式上。思维方式转换的滞后性导致了在新环境下创新意愿和创新能力的不足，在应对新情况、新问题方面的措施不多、力度不够，在狠抓落实上缺乏手段和方法创新，跟不上时代的步伐和要求。

适应新一轮科技革命的知识储备不够。经济社会高质量发展需要在新技术革命的制高点上推动产业升级、发展转型，然而有些干部由于对互联网、大数据、人工智能等前沿科技成果，平时接触少、学习的敏锐性与及时性不够等原因，对信息技术的知识储备和实际应用能力相对较为欠缺，难以及时推进新兴产业和服务的配套管理建设、实现实体经济与现代信息技术的有效对接。

群众工作本领有待提升。步入新时代，人们的生活水平不断提高，人民群众不仅有着较强的对自身利益的关切，也有着较高的公共参与热情。习近平总书记强调："做好群众工作是领导干部的重要职责。是否重视做群众工作，是否善于做群众工作，是衡量领导干部政治上是否合格、工作上是否称职、领导能力强不强的一个基本标准。"[①] 然而，在现实中却出现一些干部开展群众工作时意识不强、能力不够，面对群众诉求或群众关切时回应不及时或回应不当等问题，欠缺走好网上群众路线的能力，有时导致在处理群众关切的热点难点问题时陷入被动。

层出不穷的新情况、新问题带来的本领挑战，让各级干部感受到了明显的本领恐慌，如何增强与岗位职责相匹配的执政本领成为摆在各级干部面前的现实问题。

心理健康的挑战。心理不是真空的，也不是绝缘的，心理

---

① 《习近平在省部级主要领导干部专题研讨班结业式上强调群众工作是社会管理基础性经常性根本性工作》，《党建》2011 年第 3 期，第 6 页。

是在一定的环境中运行的。外部环境发生变化往往同时意味着个体的心理运行环境也随之改变，正常的心理活动也不可避免地会受到干扰，诱发心理波动。内外部工作环境的急剧变化，给各级干部的心理健康带来了明显的挑战。

心理冲突不同程度地存在。对身处变革时代的干部而言，心理健康的首要挑战是由工作引发的心理冲突不同程度地存在，并且造成长期的隐性消耗。具体表现为：

（1）既要提升工作显成效，又要承担责任潜风险。各级干部要完成上级下达的各项绩效指标，而在"问责制""一票否决制"等现有的工作考核评价机制下，履职时还要兼顾"干成事"和"不出事"。在挑起"发展"的重担的同时，还要面临"责任"的风险不确定性、责任重大和能力有限的矛盾，使各级干部经常陷入极大的心理苦闷。

（2）既要受规则明约束，又要遵循人情潜规则。有时严格执行制度、按规定办事行不通，但是若能理顺人际关系反而有灵活处理的办法，这就要求各级干部要灵活性、策略性、艺术性地去处理问题，尤其需要高度警觉地处理各种微妙关系。为此，他们不得不耗费大量时间和精力用在协调复杂的人际关系上，这种工作特点让他们劳神费心、心力交瘁。

（3）既是"社会人"，又是"行政官"。作为"社会人"，各级干部首先有自己的家庭需要照料，但是，作为"行政官"又总是事务繁忙，在工作与家庭的平衡方面经常陷入心理冲突，甚至对家人有亏欠感。各级干部所扮演的角色十分复杂，既身处个人庞杂的社会关系网络中，又是公共权力的掌握者和公共资源的支配者，在面对"人情请托"时，经常左右为难。此外，作为"社会人"的个体，有追求私利的自然属性，而拥有"拍板"的权力使其职务附带着多种利益元素，这就导致各级干部经常成为被诱惑的对象，理想信念和意志品质频繁经受考验，心理底线不时遭到冲击。

（4）既需要奉献，又需要实现自我价值。作为国家公职人员，各级干部职业的公共性还体现在其服务性上，要"视事业如泰山，把岗位看做是为党的事业奉献的机会，当作为人民服务的机会"①。然而，各级干部在勤勉奉献的同时，也会产生自我价值实现的内在需求。在目前的干部管理体制下，自我价值的外化象征物都与职务职级直接挂钩。遗憾的是，"金字塔"式的人事结构致使很多干部遭遇"天花板效应"的晋升尴尬，职业的公共价值和个人的自我价值之间的矛盾经常在各级干部的内心深处碰撞。

这一系列的心理冲突，容易使干部在工作中陷入矛盾、纠结和苦闷，进而影响到他们的工作状态——从渴望表现到无所适从。从各级干部的个性特点来看，但凡能够在庞大的就业人群队伍中脱颖而出，并加入国家干部队伍的行列，往往都是有着高成就动机的，他们渴望在工作中有更多的作为，取得更好的成绩，获得更多的巅峰体验，也体现出自身的价值。然而，在监督、考核、问责、复杂的工作局面及人际关系等一系列因素的影响下，往往又导致他们在具体的工作表现上显得无所适从、力不从心。加之工作上的回报常常又低于预期，使得他们的心态陷入更加复杂的境地，心理冲突有时会在不知不觉中一步步放大，心理失调的情况也进一步加剧。

在长期的高负荷、快节奏、严考核的工作状态下，加上心

---

① 习近平：《之江新语》，浙江人民出版社2013年版，第28页。

理冲突的综合作用，各级干部的心理健康状况便可能受到影响。典型的表现为：

（1）身心疲劳综合征。很多干部长期处于压力应激状态，生理、心理的持续紧张得不到舒缓，最终被身心疲劳综合征所困扰。在干部群体中突出地表现为：身体疲惫、乏力，总觉得休息不过来；出现消化、免疫或内分泌系统的生理功能紊乱；失眠、多梦、入睡困难等睡眠问题；注意力不集中、记忆力减退、思维迟缓等认知问题；紧张、焦虑、莫名的烦躁和易怒等情绪症状；做事迟疑不决、社交意愿降低、活动兴趣减退等心理行为问题。上述症状极大影响了各级干部的工作效率和生活质量，他们试图摆脱困扰，但因为心理应激源难以消除，调节效果往往并不理想，最后只能默默忍受。

（2）相对剥夺感与心理失衡。相对剥夺感是各级干部将自己的利益得失进行横向或纵向的比较以后产生的，表现为通过比较发现自己的付出与回报不成比例，认为本该得到的却没有得到，从而产生心理失衡。干部的相对剥夺感具体体现为：横向比较，发现与其他职业群体相比，在工作强度与薪酬回报方面存在巨大现实差距；纵向比较，随着全面从严治党的推进，不得不走出原来的"心理舒适区"，从过去习惯的"好日子"到现在要学着过"苦日子"，产生明显的心理落差。体制内的优越感逐渐丧失，体制外的卑微感在悄然间增强，各级干部被剥夺的主观心理体验越来越强烈，经常出现嫉妒、不满甚至怨恨等负面心理感受。

（3）与日俱增的职业倦怠感。很多干部出现由工作引发的心理枯竭现象，也即是职业倦怠感，突出表现为：认知方面，自我评价降低，个人价值感和职业成就感缺失，工作满意度降低；情感方面，情绪透支，情感衰竭，对人对事缺乏热情，经常感到沮丧、无助和失望；行为方面，工作主动性和热情减退，对工作敷衍了事、得过且过等。

（4）躯体化反应。在长期的压力应激和心理冲突的影响下，不可避免地会诱发负面情绪，导致心理失调，进而引起生理功能的紊乱和躯体化反应。在干部群体中，躯体化反应比较多的表现为：胃痛、胃酸、胃胀、肠胃易激惹、胃溃疡等消化系统疾病；高血压、高血脂、心脏病等心脑血管疾病；糖尿病、痛风、骨质疏松等内分泌系统疾病；感冒、皮肤过敏等免疫系统疾病；失眠、多梦、早醒等睡眠问题。

从国际国内环境的大变革，到日常工作中的小变化，都给各级干部带来了明显的适应挑战。在这个千变万状的变革时代，如果缺乏适应的意识和能力，很有可能会被变化和变革所左右，最后导致被严重消耗，不仅影响各级干部的工作状态，也影响到个人发展，并且还有可能影响到执政效能和政府形象。因此，在变化成为常态的现实情况下，应该加强对形形色色的变化的分析研判，提高适应变化的意识和以变应变的灵活调整能力。

第二章

现实变化诱发的适应不良

"心为万事之主，动而无节即乱"，这是唐代著名的政论类史书《贞观政要》里的观点，意思是：心是万事的主宰，如果心无节制地骚动，必然会产生祸乱。原意主要是从个体内部的欲望变动的角度阐释自我节制的重要性，从更宽泛的意义理解，外部环境发生变动；如果没有进行调节，也容易陷入混乱或产生祸乱。

对个体而言，年龄增长、角色转变、压力增加、岗位变动、时代变革……有太多的"变"在发生着，其中哪个变化会对自己造成比较大的影响，完全不可预知。但有时，一个偶然的变化，足以改变一个人生命的运行轨迹。对各级干部而言，工作中遇到的一些现实变化所诱发的心理反应，如果得不到及时、有效的调节，很有可能诱发心理与行为层面的适应不良，甚至改写干部的政治生命轨迹。

一、基层干部的适应不良："舒适悖论" 现象

当前，在基层干部队伍中出现了一定程度的"舒适悖论"现象。一方面，党中央围绕基层干部的现实处境和普遍关切，树立了加强正向激励的鲜明导向，更是明确将2019年作为基层减负年，为基层干部松绑、减负，力争为基层干部营造更好的干事创业环境。党中央如此旗帜鲜明、多措并举地为基层干部减负，特别是"基层减负年"这样的提法，在干部队伍建设历史上尚属首次。这在很大程度上激发了基层干部的热情、提振了基层干部的信心。然而，另一方面，在实际工作中，基层干部仍较为普遍地反映感到心理不适应，现实困扰和心理负担仍

然较大。而且，这种心理不适感现象在担当作为的基层干部身上表现得更加突出。在对奋战在一线的担当作为的基层干部工作情况的仔细深入分析中发现，诱发心理不适感的因素可能包括以下方面：

大量的事务性工作的裹挟和执行中的被动处境。一段时间以来，"上面千条线，下面一根针""上面千条线，下面一张网""上面千把锤，下面一根钉""上面千张嘴，下面一条腿"等，成为基层干部描述自身处境的常用话语。这些表述既反映了基层干部的工作状态，也折射了基层干部的无奈，可以在很大程度上解释基层干部的心理不适感，甚至可以说是诱发基层干部心理不适感的主要因素。基层处于党政部门的神经末梢位置，是党和国家各项方针政策执行的最终落脚点，各项工作分解到基层已经属于最末端。处于基层的干部，只能被动接受任务和落实执行。尽管"文山会海"、工作留痕、检查督导等现象得到整治和大幅削减，但是基层工作纷繁复杂、千头万绪的特点依然鲜明，加班加点依然是常态。尤其是，在压力传导型的工作模式下，上级单位仍然习惯性地将传导压力视为推动工作的"神器"，动辄就将所要推动的工作纳入考核、限期完成，而不顾工作的具体特点或者基层所面临的客观现实问题。考核和问责的"神器"，不仅带来很大的压力和被考核焦虑，还导致很多基层干部主责主业之外不得不承担许多临时性任务，而且有不少事情的优先级甚至还高于主责主业。有些事情受很多客观因素的掣肘，难以按时或按要求完成，但为了不被扣分或者问责，基层干部只能应付了事。这使得基层干部有很强烈的身不由己的被裹挟感，有时尽管也不想仅仅只是流于形式的被动执行，但又迫不得已不得不如此。这让很多基层干部感到工作没有成就感，虽然忙忙碌碌，但又碌碌无为。

另外，基层干部工作中面临的复杂人际关系的裹挟，也是其心理不适感的重要诱因。比如，被动加班现象。即为了不至于给领导留下不好的印象，领导不下班，哪怕自己已经完成手头的工作，也不敢下班；或者，为了防止上级领导的检查抽查，要长时间在单位值守等，无谓地牺牲休息时间。再比如，越到基层，在职责、规则、流程等之外，人情、面子、心情等对开展工作的影响越大，在需要跨部门的协调或者直接面对群众时，遇到不理解、不信任、不配合等情况，基层干部为了完成任务，不得不花大量的心思去迎合或协调各种人际关系，"为了公家的事，自己还得受委屈"的情况也偶有发生。

工作中的各种现实因素诱发心理冲突较多。基层干部的心理不适感还和心理冲突紧密关联，而且这些心理冲突都是具体的、现实的。比如，工作要求高，自主性低。对基层干部而言，几乎任何一项任务布置下来，都可以用"时间紧、任务重、要求高、责任大"来形容，为了确保任务的如期圆满完成，上级还要加大督促检查力度。在任务的高要求面前，基层干部很难有自主工作的空间，于是产生在工作中缺乏控制感的心理冲突。基层干部的工作要求投入的时间精力多，但工作带来的物质待遇和政治待遇等回报少，尤其是与体制外的其他职业群体相比较，心理落差更是明显。此外，基层干部在工作过程中的努力可以控制，但工作结果不可控的情况时有发生。考核看结果而不看过程，尽了责但还是被问责的情况发生时，不管是当事人还是其他干部，都很容易产生强烈的无奈感和无助感。而且，由于工作繁忙，没有时间休息和陪伴家人，工作—生活平衡方面的冲突也是导致基层干部心理不适感的诱因之一。

忙闲不均现象带来直接的心理影响。基层较为普遍存在的忙闲不均现象也是导致基层干部心理不适感的一个因素。显然，中青年骨干是当前基层担当作为的主力军，他们担负着各项急难险重的任务，承担着各种被考核的压力和干多错多的问责风险。不管职责范围内的工作，还是各种临时性任务，他们都或主动或被动地忙碌着。然而，当他们在辛苦忙碌的同时，身边有些同事拿着同样甚至比自己更高的工资，却因为年龄大了、提拔无望了、能力跟不上了等主客观因素而过起了得过且过、自由散漫的职场生活。这种忙的忙到应接不暇、闲的却能自由自在的现象，让担当作为的基层干部心理产生不平衡感。能干的成为单位领导所倚重的"关键少数"，越干活越多，但并没有获得更多的待遇或者荣誉，觉得很不公平；不能干的成为单位领导所顾忌的"特殊群体"，闲着也满腹牢骚，甚至还对别人的工作指手画脚，或者想方设法谋取更多的个人收益。当干与不干一个样、干多干少一个样、会干的比不上会表现的等情况成为客观现实时，基层干部在担当作为过程中心理也极大受挫。

基层领导干部在严管与厚爱方面的不对等执行。可以说，在基层领导干部群体中一定程度地存在着"责任恐慌"现象。即在全面从严管理的大背景下，基层领导干部大多害怕因工作出现差错而担责，存在"宁可不出错，也不去试错"的求稳心态。在这种心态的作用下，基层单位的领导往往更加愿意将严管作为兜底，抓严抓细抓早，确保干部队伍不出问题。这种心态反映在干部激励、容错纠错等方面，则表现为在没有明确的政策要求、执行标准或权威参照对象的情况下，基层领导干部宁愿在正向激励干部方面没有作为或者力度小一点、措施少一点，也不愿或不敢大胆进行干部正向激励的探索和实践；在模棱两可的情况下，更倾向于对基层干部进行扣分或问责，而不敢底气十足地为担当作为的好干部撑腰、做"保护伞"。于是，就导致了基层干部产生中央加强正向激励、为基层减负、容错纠错等政策导向的高期望值与实际工作中的低体验度的落差。时间久了以后，有的基层干部甚至感觉保护干部、关爱干部、激励干部是"做做样子"，"最后吃亏的还是老实人"，在工作中缺乏安全感。

基层干部的心理不适感典型地表现为委屈感和无力感。对临时性任务的不可预知、任务完成过程的不可控制、要对结果负责的刚性要求等唤起了无力感和无助感。尤其是，尽责还要被问责，更是增加了委屈感。有时一个干部被问责，波及一批干部的心理感受。另外，媒体对懒政怠政、不作为和慢作为的现象的监督和曝光多，而对基层干部担当作为的正面报道不够，导致在社会形象传播上对基层干部不利。社会各界对基层干部工作的艰辛缺乏了解，信任度不高，质疑声不断，监督过细过严，由媒体监督引发的问责泛化等，都加剧了基层干部的委屈和无奈。

二、提拔晋升中的适应不良：
从仕途遇挫到误入歧途

对党员干部而言，政治生命高于一切。每一名干部都希望能够在仕途上有更好的发展，从而使政治生命得以延续，或者说拥有更高质量的政治生命。为此，几乎每个走上或渴望走上领导岗位的人都会非常努力地工作。然而，并非每一份坚守与付出都能换来预期的仕途回报。对于呈现"金字塔"结构的干部队伍而言，级别越高，继续晋升的机会也就越少。面对晋升遇挫这一变化，大部分干部都能够接受和坦然面对，但也不免有人陷入了心理失衡，进而误入歧途，不但影响了自己的政治生命，还造成恶劣的社会影响。

陈锡诚，云南省住房和城乡建设厅原副厅长，落马后被媒体称为一个"非典型贪官"。出身于红军家庭的他，从大学毕业参加工作到升任副厅长，他仅仅用了11年时间，并且成长为难得的专家型人才。在陈锡诚人生最辉煌的那段时光里，他可以称为官员的楷模：生活简朴、为人低调、刻苦钻研。他先后在规划处、房地产业工作，担任副厅长后分管过城市规划、城市建设、村镇建设等工作。陈锡诚想干出点儿政绩在仕途上再进一步，然而，他却在副厅长的位置上一干就是15年。其间，云南省建设厅先后换了四任厅长，但他始终原地踏步，这与此前的青云直上形成了强烈反差。尤其是当他以前的下属成了他的领导后，他的心理陷入严重失衡。"很郁闷。想找点儿事情做，麻痹一下自己。"这就是他自述自己在那段时间的心态。一般情况下，领导在心理失衡后，往往容易通过钱财女色来弥补内心的失衡或缺失感，但是他却不屑于此。他选择了极为另类的喜好：电子游戏。迷恋上电子游戏后，陈锡诚常常在夜里光顾偏僻小巷里的游戏室，以此来消磨漫漫长夜。一个40多岁的副厅级高官，就像一个十多岁的孩子，成天混迹于各种不入流的小游戏室。除了沉溺电子游戏之外，陈锡诚还迷上了炒股。他自认为对数字敏感，既然在仕途上停滞不前，就想在股市里证明自己的能力。但一次次"套牢""割肉"后，他的资金出现了问题。为了能继续在股市中"搏击"，他把目光对准了"老朋友"。案发后，经法院审理查明，陈锡诚利用职务之便，贪污公款6.98万元，索取和非法收受人民币90万元、港币2万元。说陈锡诚"非典型"，一个非常重要的原因是因为他贪污受贿的数额不大。他有能力，是专家型人才，曾经作出过不小的贡献，却在升迁无望后，心理失衡走上了犯罪道路。

王松华，湖北省宜昌市经济技术开发区原主任。因市领导前来视察时的一句"我去陪他干吗？他的位子本来应该是我的！"而被熟知。在担任枝江市委书记期间，王松华起早贪黑，展现出过人的能力，也因为在枝江的政绩，他被提拔为副厅级干部。2006年，踌躇满志的他满心以为能"更进一步"，不料却与宜昌市委常委的职务失之交臂。即便是2007年初，组织提拔其为宜昌市经济技术开发区管委会主任（副厅级），他依然精神萎靡，公开宣称"不想来这里"。而在这之后，尽管王松华多方"运作"，但又与两次"进步"机会擦肩而过。连续三次受挫，对他打击严重，让他心理彻底失衡，从此一蹶不振。"我当时像疯了一样。"王松华这样形容自己当时的状态。有一次，宜昌市某市领导到开发区视察工作，本应出面接待的他坚决不去，并愤愤不平地说："我去陪他干吗？他的位子本来应该是我的！"在接受组织审查期间，王松华追悔莫及地说：

"当时没有认真吸取教训，而是把思想转到了消极对待的态度上。心态完全扭曲，思想偏离了正确的轨道。"仕途失意，让他开始在经济上寻求"补偿"。自此之后，他干事的劲头越来越小，收钱的胆子却越来越大，人生彻底走上岔路。他对金钱的渴求几乎达到一种疯狂的地步，他想方设法"捞钱"，帮人办事要收钱，不办事也要收钱，大钱不拒绝，小钱不放过。直到最后，他因犯受贿罪、巨额财产来源不明罪，被一审判处有期徒刑 20 年。

当然，仕途遇挫导致心理失衡而误入歧途的不仅只有级别高的领导干部，一般工作人员中也不乏其人。

彭光伟，原系荣昌县林业局工作人员。中专毕业后，被分配到荣昌县林业局林业技术推广站工作。刚到单位时，他勤奋上进，认真负责，赢得了领导的肯定和表扬，多次被评为先进。此时，他觉得领导很重视自己，自己的前途一片光明。一晃 8 年过去了，一起参加工作的同事大多得到提拔，彭光伟的心态发生了变化。在没有能够被提拔成他梦寐以求的副站长后，他的心态从不舒服变为不满，继而变为仇恨，仇恨单位、仇恨领导，最后竟用贪污公款的方式进行报复。最终，因贪污公款 23.4 万元，被判处有期徒刑 12 年。

类似上述仕途遇挫而导致误入歧途的案例，还可以举出很多。湖北宜宾市原副市长陈光礼在任县委书记时，自以为政绩不错，但到了提拔的关键时刻，却没能入围。这让他觉得自己苦干多年，到头来还是一无所有，于是有了"趁换届捞一把"的想法，开始"报复性腐败"。后来提拔了副市长，但贪腐刹不住了！福建连城县人大常委会原主任林庆祯说："提拔县长'仕途受挫'后，我觉得'组织是靠不住的，还是要靠自己、靠朋友'。"自此走上腐败路。湖南省临湘市原市长龚卫国也是如此，他仕途"受挫"后吸毒，在幻觉中寻求安慰。还曾有一名贪官在忏悔书中说，才当两年县委书记，就调整他到市直部门，"市委不信任我，对我不公平，心态失衡坠入深渊"。

从大量仕途遇挫走上贪腐之路的案例的分析中，可以看出一条非常清晰的逻辑线：参加工作—辛勤付出—成绩突出—渴望被提拔—提拔未果—心理失衡—走上贪腐之路。这里，从渴望被提拔到提拔未果，有的甚至多次提拔未果，在仕途晋升遇挫这个变化到来时，没有对失衡的心态进行及时的调节，导致了适应不良，在"心里不平衡，自己找平衡""仕途损失，物质补偿"的心理的驱动下，最终误入歧途，酿成恶果。

仕途是干部政治生命的重要组成部分，然而仕途发展很难尽如人意。在实际工作中遇到仕途上的不顺和坎坷也是常有之事，如果不能够很好地调适心理，及时调整好心态，很容易因仕途上遇挫而产生适应不良，甚至导致政治生命的终结。

三、岗位调整中的适应不良：
角色转变导致角色扮演失败

每个人都承担着不同的社会角色，也要不断在各种角色之间切换以及过渡，新旧角色的转换、更替是经常的现象。角色的转换意味着个体需要摆脱前一种角色行为模式和心理特点的影响而发展另一种角色所需要的一整套的行为模式和心理特点，进而调整状态进入新的角色，以期更好地实现新的角色所赋予的任务。对各级干部而言，要能够胜任不同岗位的工作，同时，组织也需要对其进行多岗位的锻炼，因此伴随岗位调整而来的角色转变也是常有的事情。然而，并非每个人的每次角色转变都能顺利过渡，因角色转变而带来适应不良的现象也偶有发生。

在干部面临的角色转变挑战中，有正职转变为副职的不适应，也有副职提拔为正职后的不适应，更有退休前后的不适应等等。有些干部在适应不良出现后，未能及时调整，或者误入歧途，影响到政治生命；或者饱受情绪困扰，影响到人际关系或者身体健康。

王林亭，烟台市铁路建设管理局原副局长，54 岁临近退休却因严重违反廉洁纪律，违规从事营利性活动，违规收受他人钱财；违反国家法律法规规定，涉嫌受贿犯罪，且在党的十八大后仍不收敛、不收手，情节严重，被开除党籍、公职。在留置调查期间，王林亭忏悔道："为了一时一事，心态发生变化，心理开始扭曲。"他所说的"一时一事"主要指的是因职务调整从一把手转变为副职——从海阳市旅游度假区管委主任调任烟台市地方铁路筹建办副主任。原本正常的岗位调整，在他看来，却是从"说一不二"的一把手调成为二级事业单位的副职，心里多少有些失落。"自认为政治生命就这样了，不可能再获提拔了。""又是个副职，干好干坏无所谓了。"在看到同期工作的朋友比自己提拔快的时候，这种失落感进一步加剧，感到自己"失去优越感，落后了"。思想出现问题，行为就有变化。"工作三天打鱼两天晒网，爱去不去"，"主要精力和时间，大部分用于找朋友研究经商挣钱的问题"，"回海阳联系帮助过的开发商给他们干工程挣钱"，"过去不敢收、不敢要的，现在来者不拒"……以对金钱近乎狂热的追逐补偿自己极度失衡的内心。饮鸩止渴，非但没有解决问题，反而将他从迷途推向了深渊。

曹明刚东营市发改委原党组书记、主任，市区域办原党组书记、主任，17岁参加工作，21岁入党，31岁担任县区领导班子成员，41岁担任正县级"一把手"，51岁"落马"。仕途一直走得顺风顺水的他，长期身处在"光环"和"荣耀"之下。对他而言，仕途的转折发生在2006年底，当时各级党政领导班子换届，曹明刚由县委副书记调整到市统计局任副局长。看到别人有的提拔为县区长，有的调整到市直重要部门担任"一把手"，而自己却从县委副书记这个"重要岗位"，调整到统计局这个自己认为"不重要的部门"担任副职，感觉"自己的成长空间已经很小了，路也变窄了"。对权力期待受挫导致心理失衡，感觉身处"清水衙门"的曹明刚，思想再次"浑浊"起来，心理上悄然发生了变化，开始拨弄起自己的人生小算盘，开始用"人生收益最大化"的理念，来经营自己的人生，既然"在仕途上遇到瓶颈，那就在经济上找到补偿"。从此，思想逐渐被私欲和金钱所占据。

除上述正职转副职的角色转变外，在岗位提拔方面，也有适应不良的情况出现。这种情况被形象地称之为"升职后焦虑症"，即没有能够随着身份角色的转变而及时调整思维模式和做事方法引起的焦虑。尤其是对"技术岗转管理岗"的新晋管理者以及长期担任副职被提拔为正职的领导干部来说，这种升职后的焦虑更加明显。在岗位提拔后，他们所体验到的强烈挫败感可能来自以下方面：自己忙得不可开交，下属却没事干；沟通效率低，一件事情反复说，但最后还是信息不对称，甚至产生各种误解；布置下去的工作总是担心完不成；团队松散、成长慢，工作带不动；关键绩效指标完不成，考核排名靠后，上级领导不满意；等等。这种角色转变所带来的升职后焦虑，一方面影响领导干部的心理体验，另一方面长期的适应不良下所积压的负面情绪也会影响到他们的睡眠质量甚至身体健康，从而进一步加剧适应不良。

在天涯社区的"心灵热线"里，也曾有人因提拔后的适应不良而发帖倾诉和求助：

本人37岁，大型国企省级公司部门总经理。从学校毕业分配到公司基层工作，先后在会计、基层工作部门副职岗位工作，后调至省公司，通过竞聘任副总，去年10月提拔为部门一把手。应该说，过去自己一直走得比较顺，因为自己办事认真细致谨慎追求完美，处处为别人着想，文字综合能力和口头表达能力较强。但是自己也存在胆小、敏感、不自信、自尊心强、不喜应酬等弱点。提拔担任一把手后，自己的身心感到严重的不适应。

一是担任一把手，事事要自己决策，承担的责任重，心理压力加大。二是主管领导极其严苛，敏感多疑善变暴躁到了变态的程度，批评人侮辱人格，而且经常冤枉下属（他手下的秘书因受不了申请调离；分管的另两个部门老总一个调到外单位，一个申请提前退休）。三是上任以来总体工作过得去，但因为部门性质和自己不喜应酬，部门考核排名比较靠后。

因为自己的不适应，加上领导无休止的冤枉以及侮辱人格的批评，一向为大家所赞许的我完全受不了，不知怎么开展工作，整夜整夜失眠、心情持续低落，结果患上了焦虑症和抑郁症。吃中药、吃西药，但心理咨询总时好时坏。坏的时候，人像行尸走肉一样硬挺着上班。

领导和同事也觉得我状态不好，我只好说自己失眠。我真想找领导提出不干，但不干则辜负了提拔我的单位老大（我和他没交情，完全是因为我以前多次年度考核优秀），让他难堪，更会彻底得罪主管领导，同事朋友也会大跌眼镜，徒留笑柄。下一步会怎么安排自己也完全任人摆布。同时，我的医生和家人也叫我挺着，可这样的身体状况让我挺着，自己十分难受，因为身体状况不好，影响工作质量，让追求完美的自己也深感焦虑。

前天，单位有一人患抑郁症为逃避压力离家出走了。我自己很害怕变成那样。我真的不知道怎么办了！谁能帮我支支招？

（原文标题：《提拔了，苦难却来临了，怎么办》发表于天涯论坛（心灵热线），2012 年 7 月 22 日。）

无独有偶，笔者也曾遇到一个"升职后焦虑症"的典型个案。该领导曾先后在多个部门从事副职工作，后来在一次竞争上岗中被提拔到正职，本以为可以施展才华，大干一番。没想到，到"一把手"的位置之后，遇到一系列问题，包括工作局面打不开、干部的工作积极性难以调动、个别"问题干部"无法安抚、与上级领导沟通不顺畅等，这些问题交织在一起，最终体现为绩效考核排名经常倒数。对此，该领导十分焦急，但始终没有找到破解当前局面的有效方法。后来，在担任"一把手"一年多以后，他出现严重的头痛和失眠等躯体化症状，因为不堪重负，几次试图再调整岗位做回副职，却也没能如愿。后来因为饱受困扰，前来寻求心理咨询。

当然，对干部而言，还有另外一种重要的角色转变形式，那就是退休带来的角色转变。个别干部，尤其是领导干部，往往容易在退休后出现退休综合征。所谓退休综合征，是指在退休离开工作岗位后，不能适应新的社会角色、生活环境和生活方式的变化而出现焦虑、抑郁、悲哀、恐惧等消极情绪，或因此产生偏离常态的行为的一种适应性的心理问题，这种心理问题往往还会引发其他生理疾病，影响身体健康。究其原因，是对即将到来的退休生活的不自信，以及对于毫无准备的退休生活的迷茫。

曾有一则流传甚广的笑话——一名领导退休后，觉得很不适应，有失落感，便把新装修的房间逐一命名，客厅为"广电厅"，过道为"交通厅"，书房为"文化厅"，厕所为"卫生厅"，厨房为"食品药品监管局"，主卧为"人口与计划生育委员会"，老人房间为"社保局"，小孩房间为"教育局"，保姆房间为"劳动局"，地下室为"人民防空办公室"……从繁忙到清闲，从职场到家庭，从门庭若市到门庭清静，从位高权重到平常百姓。这虽然是由壮及老的自然过程，但对个人来说又颇不寻常。生活工作骤变，人生道路拐弯，不免会出现许多不适应。

从实际来看，对即将开启的新的生活模式，不少干部确实存在一个适应过程。除了心理上的不适应以及伴随的身心健康困扰外，干部即将面临退休的阶段，也是政治免疫力相对较弱的一个阶段。特别是退休前后，考虑生活保障渐多，利益诉求渐多，而自我约束相对减弱。有人甚至事实上脱离了组织监管，思想上、作风上等方面早已松懈下来。这也是众多落马干部年轻时奋发进取，而在即将告别工作岗位时急剧蜕变的一个原因。比如，前些年有"59岁现象"的说法——有些领导干部在即将退休前，抓住掌权最后时机疯狂敛财，走上违法犯罪道路。

当然，除了上述与岗位紧密关联的角色转变会带来适应不良外，现实中还有很多因生活角色转变带来的适应不良，比如有的干部因子女在某个阶段的适应不良而自身也随之受到困扰，并且寻求心理咨询帮助，主要包括孩子小升初或初升高后的学业或人际关系适应不良、大学毕业刚刚参加工作的岗位适应不良等；还有的干部在结婚成家或者初为人父母时，也会遇到角色转变的适应不良，出现不同程度的困扰，进而影响到工作状态。

四、面对诱惑时的适应不良：欲望突变被左右

欲望本是生命中的正常且重要的组成部分，但是有时可能

会因某个生活事件的刺激，而导致欲望增多或某方面的欲望增强。在这种情况下，由刺激源所引起的心理反应如果得不到有效节制，便可能被欲望所左右，产生不利的负面影响。

对于牡丹江报业集团原董事长郝永昌而言，对他影响最大的变化出现在上初中到学校报到时——出身于普通工人家庭的他，到上初中时连一双像样的鞋都没有，当穿着姐姐的女士布鞋到学校报到时，被很多同学讥笑、挖苦。从那时起，他就立誓一定要出人头地。在担任牡丹江报业集团董事长和牡丹江日报社社长、党委书记后，"一把手"的高度集权使他终于找到了出人头地的感觉。自此，从功名欲到权力欲、物质欲、奢侈欲，他迷失自我、迷失本性，走上不归路，最终因疯狂敛财获刑20年。

吉林省信托有限责任公司原党委书记、董事长高福波（正厅级），长期在吉林省金融领域工作，私下被省内农信系统称为"金融教父"，因涉嫌贪污罪、受贿罪、行贿罪等罪名被提起公诉。他的涉案金额高达数十亿元，是吉林省纪委有史以来查办的涉案金额最大的案件。涉案金额如此巨大，且拿着过百万的年薪，但他早饭舍不得喝牛奶、很少吃鸡蛋，喝点粥吃点咸菜完事儿，认为钱只要花，就会越来越少。当被记者问及为何会走到今天这步田地时，他的回答却出人意料——"是小时候家里太穷，穷怕了。""我对钱的渴望到了极点。"高福波反思，虽然"穷怕了"这一念头始终伴随他的人生历程，但他滑入违法犯罪的深渊，根源还是对金钱的渴望、对贪欲的放纵。而事实上，他利用职务之便收下第一笔钱时，心中也是忐忑不安，几天都睡不好觉。等发现什么事也没有，于是越想越安心，认为获取金钱太容易了。他的敛财同样也经历着由小到大、由少到多、由收到索的演变过程，从开始时不敢收，发展到心安理得地要，对金钱赤裸裸的占有欲最终变得一发不可收拾。

再比如，高邮市农委的一名现金会计，因多次相亲失败，很受刺激，觉得可能自己还不够美。在想要"变美"的欲望的驱动下，她开始了美容院的消费体验。由于工资支撑不了美容院的高消费，她便利用职务便利，采取伪造银行对账单、从银行提取现金、私自将公款转入个人卡中不记账等手段，疯狂作案57起，涉嫌侵吞公款达1051.9万余元。从单位挪用那么多钱，她知道自己是没有能力偿还的，但是已经骑虎难下，事情早晚会败露，于是产生破罐子破摔的念头，能美容一次算一次，美容花的钱从几万、十几万，到几十万，甚至最多的一次超过了100万元。

古人云："好船者溺，好骑者堕，君子各以所好为祸。"对于党员干部来说，爱好是把双刃剑，可以修身养性、陶冶情操，但如果任由爱好发展便可能产生无穷无尽的欲望，因好致害。这方面的案例也不少，而且既有级别高的干部，也有一般干部。

比如，安徽省原副省长倪发科酷爱玉石，他认为，"玉石是身份的象征，集文化艺术价值、现实价值和收藏价值为一体，玉能养人，人能养玉，经常与玉接触能促进玉与人的物质交换"。在赏玉、玩玉的需求感和满足感的驱使下，倪发科不能自已：看电视、看书，玉不离手；穿得多时，脖子上还要戴上一个玉石挂件；每到周末，把喜欢的玉石玉器铺开，一件一件欣赏；每隔两周，给精品玉石玉器逐一打蜡、上油；到外地出差，再忙也要挤时间到当地的玉器市场或商场看一看，甚至借机绕道到玉石产地和玉石市场；随身携带小电筒、放大镜，到商场、古玩城检验自己的赏玉水平，在与玉石老板的交流中，享受当专家和被认同的快感。倪发科还喜欢"斗玉"，常约上几个玩家，各带几块好玉，一起欣赏，比比谁的玉好。乐玉不疲的倪发科，已全然忘了自己是高级领导干部的身份和该有的自我警醒、自我约束。渐渐地，倪发科玩得越来越出格，越来越放纵。不仅是玉石玉器，对于字画，倪发科也照收不误，因为他觉得"字画有一定价值，可以留给下一代"。就这样，倪发科为玉石、字画等"雅贿"所击溃，被熏心物欲所擒获，最终深陷腐败泥潭。

再比如，重庆市沙坪坝区征地办公室普通干部丁萌，因嗜紫砂壶、名牌服装等奢侈品，非法收受他人财物共计人民币160余万元。虽然位居"贪榜"之"苍蝇"级别，但他的单项桂冠——最萌时尚贪官更引人注目，案发时办案人员在他家中搜出了一线品牌的皮鞋200余双和顶级品牌西服100多套，都是阿玛尼、范思哲、蔻驰等奢侈品牌。审讯时，他对提讯他的女检察官说："我的西装没有1万元以下的，我喜欢意大利的诺悠翻雅，像几千块的金利来、堡尼等，我是不会去看的……穿这些名牌我自己都感觉一身轻松，工作起来效率都要高些！"

在欲望面前无法自持还引发了很多"奇闻"。

比如，福建周宁县原县委书记林龙飞，先后和22名女性长期保持不正当关系。为此，他专门做了一个红皮通讯录，上面记录着这些女性的通讯方式，并得意地为其取名为"群芳谱"。看着自己在这群女人之间游刃有余，没有谁为此争风吃醋，林龙飞很是得意。于是，2002年5月22日，他在福州一家酒店隆重举办了"群芳宴"，让22位身着华服、美丽妖娆的女人在包房里彼此见面。席间林龙飞还宣布，今后每隔一年就举行一次群芳宴，还要设置"年度佳丽奖"，奖给当年最让自己满意的女人。

再比如，安徽省宣城市原市委副书记杨枫，不仅利用职务之便，非法收受、索取巨额贿赂，而且同时包养了7个情妇。为了防止情妇们争风吃醋，这个以"学者型官员"自诩的贪官，运用进修时学来的MBA管理知识，让"首席情妇"邹某用分类法统领其他6个情妇，将情妇分为爱钱型、爱帅哥型、爱权力型、爱吃醋型等四种类型。按照人尽其用的思路，安排合适的人做合适的事情，比如有的助攻上级领导，有的则经营公司，最终大家利益共享。

如叔本华所言："意志创作了世界，却对自己本身无补。人们永远无法满足自己的欲望，也永远受欲望的煎熬，而这恰是人生悲剧的根源"。从被欲望所左右的众多案例来看，有的个体最初的基线欲望可能并不是很高，后来由于某个事件的刺激，导致欲望水平升高，陷入畸形的追逐和自我满足；有的个体原本是比较纯粹的个人爱好，但是因为手中握有权力，使得爱好的满足更为便捷，并且容易被刻意逢迎，最终导致爱好升级为膨胀的欲望而无法自拔。但不管如何，当欲望过多或过度时，个体很容易沦为欲望的奴隶，最终让自己多年来在仕途上的努力付出化为泡影。

五、高强度工作中的适应不良：压力过载被压垮

当前正处于全面建成小康社会的决胜阶段，改革不断向纵深推进，工作任务越来越重，工作要求越来越高，工作负荷越来越大，各系统、各部门都在高标准、严要求、快节奏地奋战着，各级干部也普遍反映感到压力很大。尽管大部分人在压力之下还保持着不错的身心状态，但也出现少部分个体因工作压力增大，不懂得或不善于进行调节，而出现明显的身心健康困扰，严重的还可能诱发心理疾患，甚至导致"过劳死"现象的发生。

这里简要列举一些 2017—2019 年来发生的案例，如表 2-1 所列举的信息显示，在岗位工作压力急剧增加的现实情况下，如果没有及时进行有效的调节，不仅难以适应形势的需要，还存在被工作负荷压垮的风险。

表 2-1　新闻报道：累倒在工作岗位上

新闻标题	报道时间及媒体
铁一般的汉子累倒在工作岗位上，他把生命献给了洞庭湖	2019-01-25　三湘都市报
"铁汉"公安局长连续工作倒在工作岗位上	2018-05-20　宁夏文明网
尽职尽责的"老黄牛"倒在了工作岗位上	2018-03-31　人民公安报

（续表）

新闻标题	报道时间及媒体
十堰扶贫干部因连续工作过度劳累，突发心梗去世	2018 - 03 - 30　楚天都市报
连续工作30小时，24岁民警累倒在工作岗位上	2018 - 01 - 20　新浪网
连续工作超18小时，山西一医生倒在工作岗位上	2018 - 01 - 02　搜狐山西资讯
管教民警连续工作20天　突发心梗倒在工作岗位上	2017 - 11 - 08　三峡晚报
资阳市环保局总工程师因疲劳过度突发心肌梗死去世	2017 - 06 - 12　华西都市报
衡阳"拼命支书"连续工作72小时　病倒在扶贫岗位上	2017 - 06 - 10　衡阳新闻网
环保督察大队长连续奋战过度劳累，两次晕倒岗位上	2017 - 05 - 09　福州新闻网

　　从新闻报道的信息来看，公安、环保、扶贫等战线成为"倒在工作岗位上"的高发点，其中有一般干部，也有领导干部，诱因多为岗位工作的需要而连续加班奋战。

　　近年来，笔者所在的税务系统也处于征管体制改革快速推进的重要阶段，各级干部面临的压力骤增，个别干部在持续的压力下，出现较为明显的应激反应。这里就列举一例根据真实故事改编的案例，也许有的干部会在这个案例中发现自己或周围同事身上也存在类似的情况。

出生于 1978 年的韩馨，性格开朗、乐观、外向，喜欢和人打交道，在税务局办税服务厅担任值班长六年多来，曾先后获得全区"十佳青年先锋"、全市国税系统连续四年"文明服务标兵"、省级"三八红旗手"等荣誉。作为值班长，韩馨认为自己的工作就是给同事提供帮助、为纳税人解决困难。因此，韩馨给自己在办税服务厅的角色定位就是"救火队员"。六年多来，她多少次在紧要关头挺身而出扑灭纳税人的"怒火"、化解同事的"心火"，连她自己都数不清了。在同事们看来，"韩姐"总是那么精力旺盛、积极乐观、充满正能量。

2016 年营改增期间，韩馨带领办税服务厅同事迎接了一场又一场"战役"，他们的工作一如既往的平稳、有序，得到区税务局领导以及广大纳税人的普遍认可。只是，在长期的工作重压和嘈杂的工作环境之下，坚强的韩馨生病了——持续性的胃绞痛。韩馨吃着药，依然带病坚持工作。实在疼痛难忍时，她就用热水袋捂一捂。后来，就出现了这样的场景：一个弯着腰、抱着热水袋的身影在大厅忙碌穿梭。即便如此，她依然没有任何怨言。分局长在办公室通过监控看到这一幕，赶紧下楼关切地询问情况，韩馨坚称自己没事，继续工作。就这样，"金税三期"上线，他们同样顶住压力，实现了平稳过渡。

韩馨本以为可以松一口气，稍微休息休息。没想到，意外发生了。一个纳税人到办税服务厅办理增值税申报业务时，窗口工作人员由于操作失误，造成税库银扣款时多扣缴了税款。纳税人得知情况后极其不满，情绪激动，并且产生了激烈的冲突，韩馨在出面协调时被纳税人恶语侮辱并打伤眼角。当天下班回家，韩馨很沮丧，情绪异常低落。回想作为大厅值班长这六年多的生活，真的觉得自己很傻、很冤：这六年多来自己几乎不参加同学、朋友的聚会，几乎很少主动回家看望父母，几乎很少逛街、很少运动，每天下班回家除了给女儿辅导功课，就是尽一切可能让自己多睡会儿觉，为的就是能够第二天精力充沛地工作。这六年多来，自己不知道为多少纳税人解答了税收政策疑问和办理了税收优惠，难道最后换来的就是这样无礼的对待？韩馨越想越觉得委屈，越想越觉得恐怖，眼泪控制不住地直流。就这样，一夜未眠。

第二天，韩馨如往常一样按时起床，准备收拾上班。但在洗漱时，却看到镜子里的自己手在抖。仔细端详着镜子里的自己，委屈又一次袭上心头，这些年经历的委屈场景一个接一个在脑海中浮现，她真不知道自己这些年是怎么熬过来的，想到这里，眼泪又下来了。韩馨内心出现了从未有过的感觉——对上班感到恐惧。

类似上述这样由于压力增大而出现明显心理反应或者被压垮的案例也不在少数，还有个别干部因为压力大而出现一些怪异行为。比如，写材料时啃指甲能把整个指甲都啃掉的、因为工作压力大而狂吃的、在长期压力下导致严重失眠的、压力无处释放选择到超市捏方便面或饼干的等等。可以说，因压力过大而导致的适应不良也是林林总总，但往往最终又集中反映在身体健康或心理健康上，如果缺乏主动的适应性调节，往往很容易成为压力的受害者。

除了以上分析的五个方面外，现实生活中还有各种各样因为某个变化而出现的适应不良的问题。比如，曾经有一位局长前来寻求心理咨询称其女儿因为不小心丢失了重要学习资料，而强烈内疚和自责，最后竟然陷入自我封闭的状态，学业和生活都受到严重影响；再比如，某单位一名中层干部，在后备干部遴选中，因为被诬告而错失机会，后来异常委屈和愤怒，在强烈的情绪作用下，身体产生病理反应；还比如，某单位的一位副局长，因为新来的"一把手"脾气暴躁，总担心工作干得不够好被批评会没面子，后来出现严重的失眠……有时真的不知道变化会在哪里发生，也不知道哪个变化会对当事人产生强烈的刺激，但从现实发生来看，许多适应不良真的就是对变化的准备不足或调节不当，因此，在快速变革的时代，应加强对变化及其心理适应的关注。

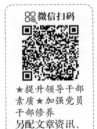

第三章

以变应变要有适应能力

"唯一不变的是变化"，这是阿里巴巴成立 20 周年之际，所发布的全新的文化理念体系（号称"新六脉神剑"）当中的一条价值观。面对形形色色不可预知的变化，华为创始人、CEO 任正非接受中央电视台《面对面》节目的采访时给出了自己的答案，"华为的战略预备队都在学习衡水中学的精神……改变不了教育制度，就要适应教育制度……我们公司也改变不了社会环境，改变不了大世界，也改变不了美国，我们就要向衡水中学学习，建立适应社会的方式"。任正非的这一观点以及华为生动的企业实践，对如何面对社会环境以及应对层出不穷的变化，给出了极具指导性的解决方案：以变应变，做好积极的适应——就个体而言，不管环境怎么变化，都要将做好适应性调节作为不变的应对之策。适应不仅仅是一种状态，更是应对变化时不可或缺的一种心理能力。

"明者因时而变，知者随事而制。"在滚滚向前的变革时代，各级干部需要关注和着力增强积极适应的能力。

提到"适应"这个词，很容易被人联想为对变化后的环境的消极被动、不得不的迎合。而事实绝非如此，适应其实是一种积极主动的状态。在《现代汉语词典》中，"适应"是一个动词，指的是适合（客观条件或需要）。在生物学的概念中，当环境改变时，机体的细胞、组织或器官通过自身的代谢、功能和结构的相应改变，以避免环境的改变所引起的损伤，这个过程称为适应。就人类而言，适应是一个人通过不断调整自身，使其个人需要能够在环境中得到满足的过程，适应也是自我与环境和谐统一的一种良好的生存状态。由此可见，适应是生存和发展的首要前提，适应良好，才能从环境中获得更好的发展机会。

一、适应是物种进化的重要前提

"物竞天择，适者生存"是达尔文进化论的核心观点，也是生物进化的基本法则。适应是生物进化的基础，生物进化是适应的结果。达尔文曾进一步提出，在自然界中能够生存下来的物种，并不是那些最强壮的，也不是那些最聪明的，而是那些对变化作出快速反应的。由此可见，所谓的"适者"应该是"那些对变化作出快速反应的"，也即是，适应是一种积极主动的状态，而非消极被动的妥协或迎合。

整个生物进化的过程可以看作是一系列生态适应的过程，也是环境对生物的自然选择的过程。这一点，从物种多样性及其灭绝的数据便可见一斑。统计显示，目前已经被命名的生物物种有 141.3 万种，还有很多未被发现的物种，保守估计有300 万～500 万种。而其中的大部分物种都因难以适应多变的环境而灭绝，现存的物种只占所有物种的几乎不到 1%。任何物种，如果不能适应自然环境的变化，往往最终都难逃被环境淘汰的命运。

从物种进化的历程看，自然环境极端恶劣且变化无常，生物间互相竞争异常激烈，面临的生存威胁和挑战层出不穷，能够生存下来的物种都表现出了高度的相似性，那就是具备或者说发展出了很好的适应能力。总体而言，物种进化意味着淘汰掉不适应环境的部分，保留适应环境的部分。

从进化的角度看，适应指的是生物种群经过自然选择后，在生理或行为等层面发展出适合在特定环境生存的特征。这一点，在很多物种的进化上都得到清晰的体现。比如鸟类的早期进化。据古生物学家推断，鸟的祖先是由一种小型的恐龙羽齿龙、口嘴龙进化而来。恐龙是冷血动物，行动受到温度的限制，小型的羽齿龙、口嘴龙，为了适应生存环境，基因发生突变，身上的角蛋白鳞片纤维化羽化，形成很好的羽毛保温层，体温调节功能也日趋完善，变成温血动物的鸟龙，行动不再受温度限制，进而从爬行动物中脱颖而出，这是鸟类进化史上的重大转折。为了逃避天敌，鸟龙基因突变，前肢上的羽毛变成短小的翅膀，但还不能真正的飞翔，逃避敌害时可振翅飞跑加快速度，爬树时翅膀可助力和保持平衡，从树上转移时可滑翔很远的距离。后来，为了适应飞行减轻头部的重量，鸟龙的牙齿退化，嘴变成角质的鸟喙，翅膀的羽毛也变长，逐步进化成了我们所熟悉的飞鸟。为了适应飞行，鸟类的大肠变得很短，可以及时排便减轻体重。肾脏功能强大，使静脉血液快速净化。为了适应生存和繁衍，有些鸟类保持杂食性，有些鸟类的食性发生分化改变，向专食性发展。杂食性鸟类，随季节变化改变食性，留守原地成为留鸟。专食性鸟类因季节变化，食物来源不稳定，不得不迁徙成为候鸟。当然，鸟类适应性进化的过程中，一部分放弃飞行的鸟类，体型向大型化发展，体长2～3米，如恐鸟、隆鸟等属古鸟目，由于不适应气候环境变化，都已经逐渐灭绝。现存的大型鸟类，如鸵鸟等，靠隐藏和快速奔跑存活下来。

再来看两个真实的进化案例。

据英国媒体报道，工业革命之前，英国大部分地区有一种淡色、带斑点的蛾子，这种蛾子喜欢在覆盖有苔藓的树上和墙上停留，鸟儿不容易发现它们。但是，由于工业革命导致污染加重，工业粉尘使天空变得灰暗，且覆盖了植被，而蛾子栖身的苔藓由于工业污染死亡，在短短几十年间，这种蛾子从白色变成了黑色。这样，蛾子就能隐藏在被灰尘覆盖的树叶草丛中，不易被天敌发现，从而保护自己。生物学家认为这种蛾子的神奇变化是达尔文进化论的"完美注解"。因此，这种蛾子也被称为达尔文蛾子，象征着环境的变化及这种变化对自然世界的影响。后来，随着环境的改善，人们惊奇地发现达尔文蛾子重又变回了白色，黑色的达尔文蛾子逐渐消失，最初的浅色蛾子重又占据统治地位。这种变化被选进学校课本，成为解释自然选择是如何导致物种改变外貌以适应环境变化的生动注解。

在欧洲，有一种叫做阿多尼斯蓝蝶的独特、美丽而又珍贵的蝴蝶，这种蝴蝶主要生活在英格兰，欧洲大陆上其他区域也可以见到它的身影。阿多尼斯蓝蝶是以古希腊神话中的春季植物之神阿多尼斯的名字来命名的，阿多尼斯拥有如花一般俊美精致的五官，世间所有人与物，在他面前都为之失色。阿多尼斯蓝蝶同样有着美丽的外表。雄性的彩蝶有着明亮的蓝色翅膀，翅膀的边缘是白色的；雌性的彩蝶的翅膀是透明的褐色，非常漂亮，惹人喜爱。随着全球变暖的趋势加剧，科学家一度以为这种娇气的彩蝶会面临物种灭绝，因为它们没有足够的力气进行迁徙。然而，事实却并非如此。它们不但没有灭绝，反而慢慢进化出了更长和更发达的胸节和翅膀，这种变化使得它们能够飞往更舒适的栖息地，有利于更好的生存和发展。

可见，从生物生存和进化的视角看，适应必不可少，做不到适应，生存和进化都无从谈起。由此，可以进一步增加对"适应"一词及其状态的理解：对任何物种而言，适应都是首要的存在前提；适应从来不是消极被动、不得不的妥协，适应是根据环境的变化和需要而进行的积极主动的内在生理、心理环境或外在行为等调整；适应既是一种生存本能，更是一种发展能力。

二、人类的进化离不开积极的适应

人类进化与生存环境的变化有密切关系，尤其是全球性的气候变化以及由它引起的植被和地形的变化。在漫长的进化历程中，能够适应环境变化的就存活下来，继续进化发展，不能适应的就灭绝了。整个人类的进化就是以适应环境为目的地改变自身生理结构或生存协作关系，以最大限度地适应当时的生存环境。

人类和动物之所以能够在地球上得以生存和繁衍，是因为他们能适应环境的压力。地质学上的更新世（从2588000年前到11700年前）是人类祖先进化的关键时期。那个时期，人类面临着自然界中的诸多潜在威胁，如严寒酷暑、食物短缺、毒蛇猛兽、洪水、干旱、地震、火山等等，面对如此恶劣的生存环境，人类祖先不断进行调整和应对，努力远离或消除隐患，保护自身和同伴的安全。与大多数物种一样，人类进化也要面临大量适应性的问题。仅仅与生存相关的适应性问题就有百余种之多。比如，体温调节、避免毒物和传染病、获取食物等问题。人类在防范和化解这些生存威胁的过程中，发展出了很多适应性行为，包括进化出了相应的心理机制。

比如，从生存的角度，为了适应恶劣的自然环境，人类发展出了避免毒物和远离危险的机制。

避免毒物的机制。人类祖先早期面临的一个重要威胁是毒素的侵害。自然环境中充斥和隐藏着各类毒素，它们构成了威胁人类生存的"自然的敌意力量"，稍有不慎，就有可能因中毒而毙命。从进化的角度看，人类会进化形成一些远离或避免毒素侵害的机制。比如，我们害怕某些气味难闻或味道很苦的植物，并不是偶然的，而是进化出来的保护机制。恶心、吐痰、呕吐等都是进化出的反应，防止我们吃到有害的东西。如果不慎吃了这些有毒的东西，这些机制可以使我们将它们排出来。关于这一点，可以用儿童和孕妇的例子进一步说明和验证。许多儿童不喜欢吃某些蔬菜，如花菜、木耳菜等不是偶然的，因为这些蔬菜包含某些对儿童有害的化学物质。此外，越来越多的研究表明，孕妇的孕期恶心是一种进化而来的适应行为，其功能是避免误食致畸的物质。这些证据有：第一，孕妇讨厌的食物是那些毒物含量较高的东西。比如，肉类由于细菌和细菌污染通常包含有毒物质；某些蔬菜（如卷心菜和汤菜等）含有致癌的化学物质。第二，孕期恶心出现在胎儿对有毒物质最脆弱的时期，即受精后 2～4 周，它是胎儿许多重要器官形成的时期。第 3 周或第 4 周之后，孕期恶心会减少，大约在第 14 周完全消失，这与胎儿器官发育的敏感期是一致的。可见，避免毒物的机制既确保了人类进化早期能够生存下来，也在人类的后续进化过程中持续发挥着作用。

远离危险的机制。当危险来临时，若不及时应对，必然给生存带来直接的威胁，生命安全难以保证。因此，危险一旦出现，人类会瞬间产生情绪反应，比如恐惧。恐惧是常见的令人不快的情感，是对真实危险或潜在威胁的正常心理反应。进化心理学认为，恐惧是人类适应自然的又一个心理机制。恐惧具有明显的生存价值，它对目前存在或临近的危险知觉而产生的情绪，在适当的情景中是一种正常的现象。没有恐惧，一个人在自然条件下很难长期生存。恐惧使人类在面临危险时快速行动，在应激状态下更好的表现。进化心理学家马克斯（Marks，1987）提出了恐惧能够提供保护的四种反应：僵住或一动不动、逃跑或回避、侵犯性防御（攻击敌人）、屈服或让步。其中前三种保护反应用于应对其他物种（比如猛兽）的威胁，第四种反应只在面临本物种成员的威胁时才起作用。除了以上四种反应以外，一些生理反应也随着恐惧反应的机制而唤起。例如，恐惧使人的肾上腺素的分泌激增，能够帮助伤口的血液凝聚，也能对肝脏起作用，释放葡萄糖，为逃跑的肌肉提供能量，使心率加快，加速血流和血液循环。这些由恐惧所唤起的生理和心理应激反应，在美国心理学家怀特·坎农那里被称为"战斗或逃跑"，这种反应让人们做好准备，积聚力量，与令自己恐惧的对象进行战斗或者选择逃跑。科学家们普遍认为这种"战斗或逃跑"反应，对于面对野兽的攻击和其他类似危险的原始人类来说是非常重要的。

再比如，从发展的角度，为了适应社会生活的需要，人类发展出了各种社会生活的适应机制。例如，男女性不同的性选择策略——女性更关注找到一个资源丰富而且愿意投资在自己和孩子身上的男性作为伴侣，只有这样才能确保自己成功地繁衍后代；男性深知自己掌握的资源有限，不能胡乱挥霍，因此更关注如何将有限的资源投入到能够生下孩子的女性身上，因此男性就进化出了判断女性生殖价值和生殖能力的机制。为了繁衍后代，男性形成对生殖价值有关特征（比如美丽的面孔、腰臀比等）的偏爱。此外，由于地位与获得女性的机会是相关的，因此，男性比女性对社会地位更感兴趣，对社会地位追逐的意愿也更强烈。再例如，通过合作和友谊的互惠式利他的机制进行资源互换，通过侵犯和战争抢夺财富、资源和女人等，从而确保在社会生活中能够处于对自己有利的位置。

事实上，除上述列举的适应机制外，人类的适应还包括为自己找到更舒适的状态、发展出更高的技能以及创造更优越的生活条件。因此，从整个人类进化与发展的历程看，还可以将"适应"的概念进一步理解为：不管环境怎么变化，都能找到让自己舒适的位置——不管是物理环境的舒适，还是心理感受的舒适。可见，适应绝不仅仅是防御性的，适应是成长与发展导向的，适应是发展的前提，适应得好才能发展得好。

三、适应是一种需要主动增强的能力

环境的变化经常是不以人的意志为转移的，在变化面前能否做到适应，既关系到个体的生存，也制约着个体的发展。尽管说适应是人类进化的首要前提，在人类的生存和发展中发挥着重要的作用，但适应不是人类的本能，这也就意味着，适应不是先天的、自动自发的行为，适应是后天发展出来的一种能力，是需要有意识训练和调节的。面对变革，能够做到适应，本身不是一件容易的事情。

每个人在主观上都希望自己能变得更好，工作上有更大的发展，生活上变得更富足。然而，在面对突如其来的变化，尤其是变化不如己愿时，就容易消极悲观，甚至负能量满满，最后非但美好的预期没有到来，自己的方方面面还变得更加糟糕。想要增强适应能力，首先要了解影响个体适应的心理反应机制与心理定势。

（一）大脑内部的适应博弈

大脑是心理的重要生理基础，是人的行为的司令部、指挥官。个体的适应性行为以及适应能力也是受大脑支配的。大脑的运行机制以及功能状态影响着个体的适应情况，因此，对人类适应问题的分析以及增强适应能力，离不开对大脑构造及其运行机制的把握。

漫长的进化历程不仅催生了人类的适应性行为，也促进了大脑的同步进化。整体而言，伴随人类进化，我们的大脑以此发育出了三个功能各异的部分：大脑核区（掌管生理功能的"生理脑"）、大脑边缘系统（控制情绪的"情绪脑"）以及大脑皮质（用来思考的"理智脑"）。这三个大脑功能区反映了人类在不同历史阶段的进化和演变。

生理脑是人类的第一个大脑功能区，也是最古老的大脑，其存在的历史可以追溯到人类还是爬行动物的时代，截至目前，所有爬行类动物及鸟类也都具有这部分大脑；情绪脑是人类的第二个大脑功能区，直到爬行动物进化成哺乳动物，大脑才新发育出一个部位，即大脑边缘系统，人类以及所有的哺乳类动物都具有情绪脑的功能区；在此之后，人类从哺乳类动物中分化出来，也进化出更高级的大脑功能区，即理智脑，这部分大脑构造是人类所独有的，是人类思维能力的主要生理基础。从大脑的生理构造看，这三个大脑功能区的位置也是层次递进的，每一个新的、更好的大脑都位于原有大脑的上部。换句话说，每一个新的进化阶段都在为人类提供一个更好的、更敏捷的大脑，帮助我们提高自我保护能力和解决问题的能力。这三个大脑功能区分工明确，各司其职，驱动着人类的生理、心理与行为反应。

生理脑即大脑的核区部分，主要包括脑干和小脑。这部分古老的大脑支配着人类的基础生理功能。比如，脑干主导着我们的心跳、呼吸、血压、血液循环、消化以及面对威胁时作出的"战斗或逃跑反应"，小脑主导着我们身体各项运动的"编排"等。这部分大脑的突出特征是它仅仅本能地、自发地掌管着人类的基本生理机能，比如呼吸、心跳、运动、睡眠、平衡以及早期感觉系统等，而不能唤起或控制人们的情绪。它为我们做的一切都是自发的，不需要我们去感受、思考或判断什么。

情绪脑即大脑的边缘系统，主要位于脑干和小脑的上部。大脑边缘系统从脑干接收信息，并据此决定人们的情绪反应。情绪脑主要操纵着人类基本的生存功能，为我们提供较为原始的情感状态，尤其是愤怒和恐惧。这些情绪情感反应的产生是自发性和反射性的，即不经过大脑的理性分析、思考和解释。由于大脑边缘系统从脑干接收信息，所以它能够非常迅速地促进人们产生非常原始的情绪反应，以达到自我保护和生存的目的。

理智脑即大脑皮质，主要位于大脑边缘系统的上部。大脑皮质决定了人类的思维能力，人类的智力水平与大脑皮质的褶皱有关，大脑皮质的褶皱越多，智力水平越高，思维能力越强。理智脑使人类有了更高级的思维能力，包括抽象思维能力、分析思维能力、逻辑推理能力、问题解决能力、规划未来的能力等。理智脑的一个重要功能就是调节大脑边缘系统传过来的信号，解读原始的情绪反应，确定其真实的严重程度。

从上述描述中可以看出，生理脑不具备自主的思考和判断能力；情绪脑主要根据环境刺激迅速启动有利于自我保护的情绪反应，是生存驱动导向的；理智脑则是对环境当中的信息进行更高水平的思维加工，通过严谨细致的再分析，确定合理的反应度，是适度反应和发展驱动导向的。这里面的关键是情绪脑和理智脑，情绪脑的唯一关注是远离威胁，理智脑还关注如何更加理性、适度、得当。然而，情绪脑与理智脑的关系并不是逻辑上的衔接与递进，而是经常起冲突。

生理心理学的研究揭示，大脑运行遵循自上而下的感知机理，即大脑皮质总是试图调节并控制其下面较为古老的大脑边缘系统，但是这种调节常常无效。理智脑和情绪脑总是自认为自己的事情比对方的事情更重要，所以它们事实上都在试图影响和控制对方。具体而言，理智脑认为自己比情绪脑更聪明，往往借助自己的逻辑推理能力否定情绪脑的情绪要求，并对情绪脑进行过度的控制；情绪脑则觉得自己的需求更迫切，不愿意服从理智脑施加的逻辑推理的节制，并通过促使人体产生各种情绪反应来实现自己的需求。就这样，具有强大网络的大脑边缘系统会不惜一切代价保护我们的安全，哪怕是假想的威胁或者误判，也要"假戏真做"，告诉我们"这很糟糕""这太麻烦""这很危险""凡事必须做最坏的打算"；更高级的理智脑则根据理性的分析识别现实的处境，告诉我们"其实没那么糟糕""要向前看向好看""别总自己吓自己"。

事实上，这两部分大脑几乎不会互谅互让，导致因对环境的判断差异而陷入经常性冲突。由于它们之间的信息传递是不均等的，从情绪脑传递到理智脑的信号数量远远超过从理智脑传递到情绪脑的信号数量，导致情绪脑的力量远远超过理智脑。也即是，情绪脑在与理智脑的博弈中经常能够胜出，这给我们带来了关于适应的心理困扰。

在面对风险或不确定性时，情绪脑几乎从不缺席，它能够快速启动反应，唤起负面的情绪体验，并且在博弈中占据着上风，压倒更理性、能思考的理智脑。而且，情绪脑所在的大脑边缘系统与交感神经系统有更直接的关联，其脉冲能够直接绕过大脑皮质，这也解释了为什么面临变化、挑战或威胁时，我们的身体反应不受控制。比如，在竞争上岗的面试情境下，你会出现心跳加速、出汗、肌肉紧张等反应，即便告诉自己不要紧张，可还是控制不住这样的生理反应。总体而言，大脑皮质是无法管理和调节大脑边缘系统的敏感性的，也无法调节来自大脑边缘系统的信息，因此，人类经常只得听从生存本能的摆布。这也就解释了为什么人人渴望向好，但却总难以摆脱所谓的负能量。

从大脑的运行机制看，生存为大，发展次之，活下来永远比活得好更为紧迫和重要。因此，在面临变革带来的改变以及未来的不确定性时，情绪脑会迅速对问题、风险和威胁进行反应，产生自我保护的生存本能反应；即便理智脑清楚地知道，改革中问题与机遇并存，应该面向未来，抓住机遇，给自己找到更好的发展方向，但依然难以撼动情绪脑的应激反应。变革之所以会持续牵动人们的神经，让人焦虑不已，和情绪脑的过度反应以及理智脑难以调节情绪脑是密切关联的。

（二）心理反应定势加剧适应不良

当然，情绪脑和理智脑的较量还不能够解释人们在面对变革时出现适应不良的全部。变革对人的影响，尤其是诱发适应不良，还和一系列的心理反应机制以及反应偏好有关。这其中包括选择性关注、记坏不记好、负面反应偏差和费力最小原则等。

选择性关注。心理学上认为，注意力是稀缺资源，大脑的信息处理速度是每秒 2000 比特，但是接收的信息是每秒 4000 亿比特。人们的注意力是有限的，不可能什么东西都关注。如果要求自己什么都注意，那最终可能陷入忙乱，导致什么都没有能够记住。为此，人们往往容易进行有选择性的关注，即关注与自己关系更密切的、更感兴趣的、更紧急的以及更重要的等信息。一般情况下，选择性关注能够提高认知资源分配和注意力运转的效率，给人们的日常活动带来很多帮助。如果没有特殊的事件刺激，人们能够很好地利用选择性关注这一注意特点，为自己节约时间和精力，让自己更高效地工作和生活。但是，当身处变化之中时，人们则容易选择性地关注与自己利益攸关的事情，尤其是与生存紧密关联的现实性问题，比如相关的调整对自己是否有利、政策执行是否公平、周围人是否考虑到自己的处境和感受、未来发展的空间如何等等，并被这些问题长时间左右着注意力，对环境中的其他方面则容易忽略或者直接无视。

记坏不记好。大脑对负面信息的关注更敏感、印象更深刻、情绪唤起也更多。神经学的研究表明，大脑对坏刺激的反应比对好刺激更强烈，而且留下的痕迹更深。进化心理学认为，大脑的这种反应偏好是具有进化意义的，对危险更警惕的人，比对危险反应迟钝的人生存概率更高，于是偏好负面信息，就成了进化优势，通过繁衍代代相传。当然，大脑的这种反应偏好和情绪脑的运作机理的关联度也非常之高。我们的大脑总在搜寻一些坏事情，一旦发现时，注意力就会立即集中到此，并且迅速变得亢奋。大脑对负面信息的反应偏好还可以用几个例子来说明。比如，关于网络上的热点新闻，通常都是负面新闻更容易引起媒体及网友的关注，被持续跟进和追踪的可能性比正面新闻更高；再比如，关于身体健康，人们很少因为身体变得强壮了而兴奋不已，但很容易因为身体的不适（尤其是病变）而焦虑不堪。所以，当变革来临时，人们大脑也容易被负面信息、小道消息等刺激，会不断发现变革带来的问题或可能存在的潜在问题与不公平现象等，大脑的兴奋度随之提高，并且找到更多的线索或证据证明这种问题或不公平现象的存在，甚至要证明自己成为变革的"受害者"，最终导致被真实的或假想的问题"蒙蔽了双眼"而陷入负面思维，产生过度的消耗。

　　负面反应偏差。选择性关注和大脑的"记坏不记好"本身并不一定会对人造成很大的负面影响，但是由于负面反应偏差现象的存在，负面影响就被进一步放大了。从心理效应的角度看，所谓负面反应偏差，指的是人们对同等强度的正面与负面信息的心理感知是不一样的，通常会倾向于对负面信息产生更大的心理反应。简单讲，就是人们对坏事的关注程度比对好事高，且心理反应强度也更大。比如，很多家长在孩子数学考试得了 97 分时，很自然的反应是怎么丢了 3 分？哪里没做好？而很少第一反应是 97 分已经很了不起了！关于这一点，最早是由

2002 年的诺贝尔经济学奖得主丹尼尔·卡尼曼提出，人的实际得失与心理价值之间并不是简单的线性关系，而是有边际效应递减的现象，即相较于对获益的心理感知，人们更加厌恶损失，对损失的心理感知反应强度也更为明显。在负面反应偏差的心理机制作用下，产生很多比较级的结果，比如坏事比好事对人的影响更大，坏印象比好印象更容易形成，坏言行比好言行更影响关系，坏影响比好影响更持久等。当遇到环境中于己不利的事情发生时，在选择性关注、记坏不记好以及负面反应偏差的综合作用下，人们常常就容易陷入负面反应，甚至自己经常难以觉察到。

费力最小原则。大脑非常偏爱惰性思考，它更喜欢快觉察，使用自动化思维不假思索地做出决定，因为这对大脑来说能耗最低，而真正深入的慢思考则会消耗大量能耗，这对大脑来说是一个痛苦的过程。关于这一规律，可以通过以下一个小测验来再次验证——

请迅速浏览，并回答以下题目：

回忆最近发生的两件愉快的事情。

总结您自己身上最优秀的个人品质。

将短语"面包和……"补充完整。

想象一个恐怖画面并做出相应的表情。

回答 2 + 2 = ？

在您所处的空间里找到一段文字并阅读。

夸奖一下您身边的人。

为今天接下来的时间安排个详细的工作计划。

听到别人夸奖你时，给予礼貌回应。

以上题目您逐一完成了吗？第一个回答的是哪道题目？如果没有猜错的话，"回答 2 + 2 = ?"这道题目一定会让您的大脑兴奋不已，并且第一时间给出了答案。当然，至于其他题目您可能会看，但大脑真的会懒得去回忆、总结或想象，因为太费力了。大脑总希望能够形成更多的思维捷径，在自动化反应模式的驱动下去回应外部世界的种种变动及需求。生活中很多自动化反应都是在费力最小原则的指引下逐步形成的，比如随着驾龄的增加以及驾驶经验的丰富，人们在驾车过程中的很多动作都是自发的、习惯性的，而不再需要专门思考；人们每天上下班走的路线基本上也都是固定的，尽管可能有多条路线可以实现家里与单位的连通；当新接手一项工作时，通常我们希望了解下别人过去都是怎么做的，尤其是有哪些成功的经验。

在费力最小原则的作用下，人们容易出现以下反应倾向：（1）维持原状比改变费力更小。人类是习惯的奴隶，在习惯的状态和节奏之下都有心理舒适区，打破原有心理舒适区的惯性向来是一件给人带来不适感的事情。因此，除非必要，否则谁都不想轻易突破自己的心理舒适区，去不断改变自己。（2）归责于外比归责于己费力更小。人们更倾向于将自己的遭遇或事情失败的原因归责于外部，而非归责于自己，从而承受更少自责的痛苦。（3）抱怨、逃避、退缩比采取行动费力更小。当环境发生于己不利的改变或者当前处境比较糟糕时，人们更倾向于通过抱怨环境或领导、被动等待、逃避或者退缩来消极应对，而很少能够主动、自觉地通过自己的积极行动来改变处境。（4）发现问题比解决问题费力更小。人们更擅长，也更容易发现环境中的问题、找出某件事情或者某个人身上存在的缺点与不足，而很少愿意主动采取解决问题的行动或者提出切实可行的解决问题的对策。

　　分析到此，可以对在变革中出现的心理不适应，甚至因变革而出现严重的问题的现象，进行更加全面的把握了。

　　这里以竞争上岗为例。经常听到有领导提到，单位里的某某某，原来业务能力强、责任心强、工作表现好、周围人际关系也很融洽，总之就是各方面都表现得非常好，是单位里倚重的骨干人才。但是，在竞争上岗中，因为某方面原因而未能得到提拔，后来觉得组织在用人上不公平，表现出怨恨，工作积极性下降，甚至陷入长期与组织的消极对抗，不断写信告状或者上访，工作与生活逐渐脱离了正轨，把自己搞得一团糟，也给单位造成不必要的麻烦。对于这种情况，有些领导也表示很惋惜，但是反复做思想工作却也不起效。类似情况的发生，其实可以从上述心理作用的机制进行系统分析。当于己不利的情况发生（比如竞争上岗中没有被提拔）后，个体很容易产生选择性关注，又加上大脑记坏不记好的特点，便开始对环境中于己不利的境况进行更多的推测和联想，进而产生负面反应偏差，对环境当中的人或事产生坏印象，而且还会继续搜集各种信息和线索证明自己正在"遭遇不公对待"。此时，即便自己已经在这种负面思维以及负面情绪中饱受困扰，甚至出现失眠以及其他躯体化反应，明显已经因此而遭殃了，个体也还在费力最小原则的支配下，归责于外、抱怨和消极对抗，而不是主动进行调整，哪怕就是基于对自己负责的调整自己的情绪状态和身体状态。最终，在选择性关注、记坏不记好、负面反应偏差和费力最小原则的综合作用下，陷入"他们不让我好受，我也不让他们好受"的恶性循环中无法自拔，导致自己在职业生涯和身心健康等方面蒙受更大的损失。当然，也有可能连带导致组织的遭殃。

由此可以看出，面临变革时出现心理不适应，很多时候与个人的认识水平、觉悟等并不一定是直接关联的，每个人都有可能在心理反应定势的影响下，出现适应不良，甚至在适应不良时，仍意识不到需要主动调整，任由自己一步步陷入失控的境地。因此，在快速的组织变革中，个体要对上述心理规律有全面的认识，当发现自己处境不好时，尤其要增强主动调整的意愿，及时将心理反应定势的不利影响暂停掉。此外，从思想政治工作的角度看，加强组织变革期的心理疏导尤为必要，否则极容易出现"不知道需要调、不知道怎么调、没有人帮着调、最后没法调"的情况，最终导致组织和个人在变革中不同程度受损的局面。

（三）主动做好适应性调节才能避免无谓消耗

情绪脑与理智脑的博弈以及从选择性关注开始到费力最小原则的心理反应定势等共同决定了人们在面对变化时，经常容易陷入消极被动，而非积极主动的适应和调整，这导致了巨大的无谓消耗。环境的变动不以人的意志为转移，组织的变革也在滚滚的改革浪潮当中被不断推向前进，在此背景下，以变应变显得至关重要。对每个身处变革之中的个体而言，做好适应性调节，是对自己负责的体现，也是保证自己的心智资源能够得以高效利用的关键。

对于个体而言，社会环境是一个无比庞大的系统，每一个个体对于自己所处的社会环境而言都是微不足道的，究其一生，对于环境本身的影响也是非常细微的。在个体与环境的交互关系中，大抵可以分为三种情况：一是个体向环境靠拢，去适应环境；二是期盼环境能够顾及个体，适应个体的需求；三是否定或对抗环境。显然，环境不可能迁就个体，也几乎没有人能够在对环境的否定或对抗行动中获胜。

我们所处的环境中也蕴藏着各种各样的公共资源，比如岗位、职务、社会地位、收入、荣誉等。很多人在意自己所处的环境，在环境变动时产生焦虑、愤怒、迷茫等心理不适反应，其实在意的不是环境本身，而是环境中所蕴藏的公共资源的变动与调整，尤其是当自己获取公共资源的可能性随着环境的变动而降低时，反应尤为剧烈。然而，当环境变化不可避免地发生了，特别是环境的变化于己不利时，期盼环境能够及时调整以适应自己的需求，或者抱怨、否定、对抗环境，都是将自身的心智资源用于跟环境进行无效互动，非但换不回环境中的公共资源，还有可能造成更大的消耗，以及导致已获得的公共资源的丧失或难以从中受益。

培养自己对环境的适应能力才是最明智的选择。如果我们愿意随着环境而改变自己，尤其是在环境快速变化时，能够及时做好适应性调节，有意识地促进自己的心理再成长，使自己的心理变得更加成熟和坚强，才能真正用自身的心智资源换取到环境中的公共资源，从而使自己在环境中得到滋养。因此，在变革时代，有意识地进行心理调节，为自己进行心理赋能，促进心理成长，才能确保自身与环境能够及时实现再次的良性互动，使自己在环境变化中找到新的成长方向和发展契机。

当然，适应环境也不是一成不变地完全顺应外来因素。适应还建立在对环境以及自身的客观评估的基础上，是建设性和发展性的。环境越是不可控，越是快速变化，越需要有意识地增强适应能力，做好适应性调节，为自己在变革中掌握主动赢得更多砝码。

四、适应是发展的重要前提

适应和发展是密切相关的，它们是同一过程的两个方面。发展是人对环境的积极的适应。对个体而言，任何环境中都存在积极影响因素和消极影响因素，积极的适应是要正确地分析自身的特点及环境的特点，将环境中的有利因素和个性中的积极因素统一在自己能动的实践活动中，从而不断找到自己新的成长点。

在变化的环境中掌握主动，首要的前提是保持身心的健康，没有身心健康，一切无从谈起。身体健康是支撑，让我们有充沛的精力去应对变革；心理健康是保障，让我们有坚韧的心力在变革中摆脱问题的负面困扰和实现新的成长。在环境的快速变化中，个体要担负起维护自身身心健康的第一责任，让自己不至于被不可控的环境变革过度左右和消耗。环境越是经常变动，越是不可控，越需要重视身心健康，同时要加强主动性的调节，为自己在变革中赢得主动提供身心健康的保障。

（一）适应才能保证心理机能正常运行

人的心理机能存在适应的本质。不仅如此，个体心理健康与否，也可以从其在适应问题上的表现进行评定，适应良好，必然是心理健康的；适应不良，在心理健康方面则会表现出或多或少的问题。

关于心理健康的概念，国内外的不同机构和学者对"心理健康"的理解有不同的侧重，简要梳理如下：

世界卫生组织（WHO）认为，心理健康不仅指没有心理疾病或变态，个体社会生活适应良好，还指人格的完善和心理潜能的充分发挥，亦即在一定的客观条件下将个人心境发挥成最佳状态。

1948年，第三届国际心理卫生大会提出，心理健康是指在身体、智能以及在情感上与他人心理不相矛盾的范围内，将个人的心境发展到最佳状态。

由中国大百科全书出版社和美国不列颠百科全书公司合作编译出版的《简明不列颠百科全书》（1985年版）提出，心理健康是指个人心理在本身及环境条件许可范围内所能达到的最佳功能状态，但不是十全十美的绝对状态。

英国心理学家英格里希（H. B. English）认为，心理健康是一种持续的心理状态，当事者在那种状态下能作出良好的适应，具有生命的活力，且能充分发展其身心的潜能。这乃是一种积极的丰富的状况，不只是免于心理疾病而已。

精神病学家孟尼格尔（Karl Menniger）认为，心理健康是指人们对环境及相互之间具有最高效率及快乐的适应情况。心理健康者应能保持稳定的情绪、敏锐的观察力、适于社会环境的行为和愉快的心态。

国内的学者也对心理健康的概念提出了各自的理解，比如，心理学家钱苹认为，心理健康应有满意的心境，和谐的人际关系，人格完整，个人与社会协调，情绪稳定；青年学者刘艳认为，心理健康"是个体内部协调和外部适应相同一的良好状态"。

国家卫生健康委员会疾病预防控制局针对社会对心理健康的主要关切，并经过多方专家论证，编制了"心理健康素养十条（2018 年版）"，其中提出，心理健康是人在成长和发展过程中，认知合理、情绪稳定、行为适当、人际和谐、适应变化的一种完好状态。

可见，尽管国内外关于心理健康的定义各有侧重，但仍存在共同点：其一，基本上都承认心理健康是一种心理状态；其二，大都视心理健康为一种内外协调统一的良好状态；其三，都把适应（尤其是社会适应）良好看作是心理健康的重要表现或重要特征；其四，都强调心理健康是具有一种积极向上发展的心理状态。

因此，可以将心理健康的概念进一步聚焦如下，即心理健康是指个体在各种环境中能保持一种良好的心理状态，在与不断变化的外界环境的相互作用中，也能不断调整自己的内部心理结构，从而保持心理上、社会上的正常或良好适应的一种持续而积极的心理功能状态。

可以从以下几个层面对心理健康进行更加深入和全面的理解：

（1）心理健康是心理的一种功能状态，这种状态的维持有赖于个体自我调节功能的自觉发挥。（2）心理健康作为一种功能状态，最终要表现为个体的适应状况，而只有个体适应正常或良好方能体现个体心理健康的正常功能。（3）心理健康作为心理的一种功能，它既是一种状态，也是一个过程。个体不可能始终保持一个心理健康的平衡状态，只能在平衡—不平衡—新的平衡—新的不平衡的矛盾运动的动态循环中获得生存与发展，可以说是不平衡激发了新的心理成长。（4）心理健康的功能发挥受内外条件的制约，既受外部环境刺激的强度、频次等的影响，也取决于个体自我调节的意识和能力，另外还有个体的社会支持系统作用的发挥等。

由此可见，适应是心理健康的本质。心理健康意味着个体能够适应发展着的环境，尤其是能在变化的环境中保持正常的调节能力。就显性表现来看，心理健康状态是个体内部心理环境与外部物理环境协调的适应状态；就隐性机制来看，心理健康是个体的心理功能不断得以发挥与调节，从而达到适应的过程。心理健康意义上的适应是个体在与环境的互动中，能够通过自身的调节或借助外部力量的协助，然后做出积极而能动的反应，从而使个体与环境之间不断达到新的平衡的过程。

心理健康最重要的就是个体适应良好，这包括横向和纵向两个维度上的适应。具体来讲，从横向的角度看，个体的心理健康应该包括心理适应和社会适应。所谓心理适应，是指个体内在主客观世界相统一、人格相对稳定，能够进行适度的自我调节，从而防止或降低心理冲突，保持内在心理世界的平和与愉悦。所谓社会适应，是指个体能够根据环境（包括人际环境）的变化或需要，主动做出调整，从而实现自身与环境的再平衡。从纵向的角度看，个体的心理健康应包括生存适应和发展适应。生存适应是指个体在面对环境变化时，能够主动做好自我调节和自我保护，从而保证自身的安全，确保生存不受到威胁。发展适应是指个体能够积极进取，在生活、学习、工作中不断寻求新的突破，并且能够随着不同发展阶段面临的环境变化，灵活调整心智和行为，胜任环境中的新变化和新要求。

从现实表现来看，心理适应的程度影响社会适应的效果。

关于这一点，可以用一句通俗的话来概括，即：收拾不好自己的人，往往反过来折腾别人。很多心理适应不良，内心挣扎，或者有心理问题的个体，往往容易思维收窄、钻牛角尖，把自己"遭殃"的责任归于外部，抱怨环境或他人，出现敌对、报复行为，甚至演变为攻击型人格或反社会人格，成为环境之中的破坏力量。同样，生存适应是发展适应的心理基础。没有生存适应，发展则无从谈起；如果脱离良好的发展适应，生存适应本身也会失去实际的意义。可见，这四种适应之间的关系还是双向互动的关系，从纵横交错的关系来看，这四种适应也不是各自独立的，而是相互交叉的。各种适应之间的这种关系体现了个体心理活动的整体性和心理发展的辩证过程。

内外的动态平衡是相互作用的，其中起决定作用的是内在的平衡，也即是心理适应。心理适应了，内在平衡了，情绪的张力才能降下来，这时候才能进行理性的思考，然后对外部的环境变化进行客观分析，并采取有效的应对措施，从而再次实现与外部环境的良性互动。因此，在生存适应、发展适应、心理适应与社会适应这四种状态上，心理适应是根本性的。心理适应不良，生存适应、发展适应、社会适应都难以实现。所以说，心理舒适才能适应良好，应该将调整心理体验作为个体适应变化的优先项。

（二）适应才能确保心智资源的高效利用

人的心智资源是有限的。如何以有限的心智资源换取更多或更好的发展机会，关键取决于个体与所处的环境的交互关系。这其中牵涉到个体与环境的资源交互问题。如同个体内在蕴藏着心智资源一样，环境中也承载着公共资源。现实中，很多人在意自己所处的环境，实际上不是在意环境本身，而是在意依附于环境之中的公共资源，比如职务、收入、人脉、社会地位等等。从这个角度看，人们更多关心的也是如何从环境中获取更多的公共资源。当然，以投入自身的心智资源为前提，个体能否适应所处的环境，决定了心智资源最终能否换取到公共资源，以及能否让自己从所换回的公共资源中受益。

　　环境中承载的公共资源也是有限的，而且，公共资源在一定的环境平台上往往也是相对开放的，人们获取公共资源的机会也是相对公平的。如图3-1所示，当个体能够积极适应所处的环境时，个体向所处的环境投入的心智资源往往能够比较好地融入到环境中，得到从环境回馈的公共资源，并且能够从环境的公共资源中受益。此时，环境将为个体的发展提供更好的平台支撑，让个体的心智资源的投入——回报率就会比较高。这时，个体往往进入发展模式。然而，当个体难以适应所处的环境时，不管是抱怨、逃避，还是破坏所处的环境，个体投入的心智资源往往被用于对抗环境，此时很难再从环境中获得更多的公共资源，并且还会导致过去已经获得的公共资源的流失，或者即便没有流失，自己也很难从已获得的公共资源中受

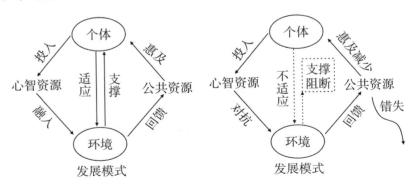

图3-1　个体与环境的资源交互关系图

益，导致进入损耗模式。

相较于积极适应的状态，当对所处的环境不适应时，个体消耗的心智资源更多，用于盘活已有公共资源的心智资源比例越少；而且越是对抗环境，越得不到来自环境的正向资源回馈，最终导致环境对个体的发展的支撑作用被阻断，个体的心智资源被长时间无谓消耗，发展也就无从谈起了。

由此可见，适应是发展的重要前提。当环境发生变化时，能够做到积极主动的适应，才能为自身的发展赢得更多的机遇。然而，遗憾的是，当环境发生变化，尤其是这个变化看起来对自己不利时，很多人的本能反应是更偏向于抱怨环境不公、感慨命途多舛，将心智资源用来对抗或否定环境，有的人甚至可能会报复环境，认为这是在"保护自己的正当权益"。殊不知，当心智资源与环境无法良性互动，尤其是陷入冲突和对抗时，一方面对自己的消耗会大大增加，另一方面会导致更多潜在公共资源的丧失，同时也会降低从已获取的公共资源中获益的可能性。

因此，在面对环境变化时，及时进行心理调节，做到积极主动的适应，才能确保自身心智资源的高效利用，尤其是将有限的心智资源用于换取公共资源效用的最大化。所以说，适应是发展的重要前提，适应良好才能与环境良性互动，并且从所处的环境中获得新的发展机遇。

自我评测：对未知变化的适应能力测试

以下题目属于自测题，共60道题，请根据自己的理解对每道题目进行判断，认为对的请在题目后打"√"，不对的请打"×"。

1. 世界上奇怪的人很多，没必要去理会他们。（　　）

2. 在听别人交谈时，我总是忍不住想去参与。（　　）

3. 总是会主动地与他人打招呼。（　　）

4. 当受到别人指责时，第一反应就是"讨厌"。（　　）

5. 很难确切表达出自己的想法，时常受到别人的误解。
（　　）

6. 对于他人的某种不可思议的行为会很理解。（　　）

7. 讨厌与和自己不合的人交往。（　　）

8. 在家里发表意见时常常得不到父母的认可。（　　）

9. 好奇心强，兴趣爱好很多。（　　）

10. 当困难来临时，常常感到不知所措。（　　）

11. 与同性交往时会感到很自然，而与异性交往却感到不
自在。（　　）

12. 即便走投无路时，也会充满信心。（　　）

13. 遇到有不良嗜好的人，会上去制止。（　　）

14. 经常搞不清楚别人的想法。（　　）

15. 听别人讲话时常常会赞同，并一直点头。（　　）

16. 相信听天由命会战胜一切。（　　）

17. 总觉得只要条件好就能学习好。（　　）

18. 如果由于某种原因只剩下自己一个人，也会很有信心
地活下去。（　　）

19. 总是认为命运是事先安排好的，反抗是没有用的。
（　　）

20. 总觉得与人交谈是没有必要的，倒不如不说。（　　）

21. 善于解决应用题，喜欢玩智力游戏。（　　）

22. 对别人的吹嘘会感到很无聊。（　　）

23. 当对方生气的时候，自己也会感到气愤。（　　）

24. 当决定做一件事的时候，不成功决不罢休。（　　）

25. 觉得父母为子女操劳是天经地义的。（　　）

26. 对于自己的失败经常难以忘怀。（　　）

27. 很清楚父母对自己的期望是什么。（　　）

28. 由于缺乏自信而听不进去别人的讲话。（　　）

29. 要是对牛弹琴，还不如不说。（　　）

30. 总是很在乎别人的服饰和发型。（　　）

31. 时常感到生活很没意思。（　　）

32. 发脾气时，习惯揭人短。（　　）

33. 对自己周围发生的变化会感到很敏感。（　　）

34. 时常觉得时间不够用。（　　）

35. 从不在乎别人怎么说、怎么看，喜欢我行我素。（　　）

36. 看电视剧的时候会感动到流泪。（　　）

37. 渴望躲在一个荒无人烟的地方。（　　）

38. 觉得父母和老师帮自己办事是理所当然的。（　　）

39. 有时因为对方的情绪，而难以表达自己的想法。（　　）

40. 看到一些幸福的人感到十分羡慕。（　　）

41. 感觉自己每天活在别人的掌控下。（　　）

42. 不论多忙都不会手忙脚乱。（　　）

43. 认为自己的人生只属于自己，容不得别人参与。（　　）

44. 对家人的想法从来都是漠不关心。（　　）

45. 人的言行都是带有一定的目的性的，不能光看表面进行理解。（　　）

46. 不同年代的人想法是不一样的，没必要找出共同之处。（　　）

47. "好""坏"都分不清的人是成不了大事的。（　）

48. 同样的一个人，在立场不同的情况下，说出的话自然不同。（　）

49. 时常不计后果，盲目行事。（　）

50. 即便想要学习，也集中不起精神。（　）

51. 对和自己关系密切的人的喜好了如指掌。（　）

52. 把不能发挥自己才干的原因归结于受环境影响。（　）

53. 时常出现愉快的想法。（　）

54. 自己能够独立决定自己未来发展方向。（　）

55. 与朋友相比，总觉得似乎自己在吃亏。（　）

56. 虽然自己很有才华，却总是得不到别人的认可。（　）

57. 觉得在必要的情况下，是可以结交一些新朋友的。（　）

58. 时常因为话不投机而出现冷场。（　）

59. 想要的事情做不了，只是因为家人不理解自己。（　）

60. 在幸福的时候，对每个人都充满了好意。（　）

计分方法：

3、6、12、15、18、21、24、27、30、33、36、39、42、45、48、51、54、57、60 题选择"√"，其余各题均为"×"，答对一题得 1 分，答不对不得分。

结果解释：

50—60 分：很容易适应未来新环境，能够在不同的学习、工作等环境中自如地发挥本领，总体来说适应能力比较强。

30—49 分：个人适应未来新环境的能力一般，应该继续努力锻炼自己，有意识地提高适应能力。

20—29 分：对未来新环境的适应能力较差，应该考虑去改变自己对待生活的态度。

19 分及以下：对未来新变化适应能力很差，应该重视对自己个性的审视，以及培养应变能力。

第四章

心理灵活才能适应良好

"沧海横流安足虑，世事纷纭何足理。管却自家身与心，胸中日月常新美。"这是青年时代的毛泽东在送自己的好友罗章龙去日本留学之际写下的诗作《七古·送纵宇一郎东行》中的两句。其意思大抵是：天下动荡哪里值得左顾右盼，纷繁人间大事需要我们来料理。首先抓好自身的身心修养，才使自己胸有成竹，头脑日日新，事事美。

这两句诗对于如何看待和适应变革，以及如何让自己在变革中掌握主动，实现变革后的环境的良性互动，有很大的启发和借鉴意义。"沧海横流""世事纷纭"说的是变革，但其实对这些外在的、不可控的变革又没有必要忧虑和理会太多，关键要"管却自家身与心"，才能在快速变动的世界里"胸中日月常新美"，而且这种"新美"绝不是在自己的世界里自我欣赏或自我麻醉，而是与快速变动的环境良性互动之后的一种内外和谐的状态。环境越是变动，越是不可控，越需要加强自我管理，尤其是心理建设。

一、避免因变化导致心理僵化

心理不是真空的，当环境变化时，心理通常会相应产生波动，尤其是当不利的环境变化发生时，人们往往容易陷入心理僵化的状态。此时，人与周围环境的动态相互作用会遭到破坏，反应变得僵化和缺乏灵活性，给自身以及环境带来潜在的不利影响。

心理僵化时，往往容易诱发非理性信念，导致钻牛角尖。所谓非理性信念，是不合逻辑或不合理性的思考，主要有以下常见表现：一切按照心理期待发展，否则会很糟糕；已经定下的事是不能轻易改变的；一件事情，应该有一个正确、完满的解决方案，如果无法找到它，便是很糟糕的事；逃避挑战与责任要比正视它们容易得多；等等。

非理性信念有三个主要特征：（1）绝对化要求。以自己的意愿为出发点，认为某事必定发生或不发生的想法。常常表现为将"希望""想要"等绝对化为"必须""应该"或"一定要"等。例如，"我必须要被提拔""别人必须对我好""每个人都必须对工作认真负责"等等。（2）过度概括化。这是一种以偏概全的不合理思维方式的表现，它常常把"有时""某些"过分概括化为"总是""所有"等。它具体体现于人们对自己或他人的不合理评价上，典型特征是以某一件或某几件事来评价自身或他人的整体价值。例如，有的人遭受一些失败后，就会认为自己"一无是处、毫无价值"。（3）糟糕至极。这种观念认为如果一件不好的事情发生，那将是非常可怕和糟糕。例如，有的干部在岗位调整时，尤其是转为副职时，往往会产生"我没当上一把手，前途一片渺茫。"或者被调整到自认为不重要的部门，产生"被边缘化了，以后没希望了"等非理性信念。心理僵化所诱发的非理性信念，如果长时间持续，便容易导致"越想越想不通""越想越觉得不公平""凭什么受伤的总是我""他们不让我好受，我也不让他们好受"等钻牛角尖的心理，使人的情绪和行为进一步走向失控。

心理僵化时，容易伴随负面情绪，对身体健康造成不利影响。心理僵化时，人的情绪体验往往也随着变动的环境产生变化，尤其容易产生负面情绪。负面情绪的持续作用，便会影响到身体的健康。因此，心理长时间陷入僵化的个体，容易出现失眠、消化不良、免疫力下降等躯体化反应，久了以后，甚至导致更加严重的生理病变。比如，医学家在一项调查中发现，81.2%的癌症病人在患病前曾遭受过负性生活事件的打击。如仕途不如意、配偶死亡、夫妻不和、生活规律重大改变、工作学习压力过大等。一项覆盖北京、上海等大城市398例胃癌患者的配对调查研究，发现一个共同点，即胃癌患者都有经常生闷气的情况。动物实验也证明，在连续精神刺激下，动物体内可长出肿瘤。中医认为"百病皆生于气""万病皆源于心"。很多临床数据以及实验其实都验证了这一点。笔者多年的心理咨询经验也发现，心理僵化的个体往往伴随着躯体化的症状。

心理僵化时，往往容易降低行动的意愿，或者产生非理性行为。心理僵化，情绪状态不佳，往往行动的意愿也会随之受到明显的影响。心理僵化的个体，往往表现出逃避、退缩、兴趣减退等状态，不想动或者不愿意动，使得自身的状态进一步恶化，陷入恶性循环；或者表现出反复抱怨、攻击、替代补偿等消极行为或反社会行为，使自己在不知不觉中误入歧途，导致一些预想不到的悲剧，比如贪腐、自杀或者攻击伤害他人等。

二、积极适应重在增强心理灵活性

不懂或不会应对变化，往往导致心理僵化，并造成进一步的不良影响。防止变化的发生或者远离变化几乎是不可能的，个体内外部环境的变化随时都有可能发生，为此要提高应变的意识和能力。如果说变化是不可避免的，以变应变则应该是个

体应该着力提升的能力。而对个体而言，以变应变的根本解决
方案则是注重激活和不断增强心理灵活性。

就提高对变化的适应能力而言，激活和增强心理灵活性具
有很强的现实意义。心理灵活性在心理学中是一个规范的概
念，在了解其心理学概念内涵之前，先来看看毛泽东同志对
"灵活"的论述。在《论持久战》中，毛泽东同志是这样阐述
的：灵活，是聪明的指挥员，基于客观情况，"审时度势"（这
个势，包括敌势、我势、地势等项）而采取及时的和恰当的处
置方法的一种才能，即是所谓"运用之妙"①。这一论述，与心
理灵活性的概念高度吻合。

在心理学中，所谓心理灵活性，又称心理活力，是指个体
能够充分接触当下，并且积极适应变化的环境需要，灵活调配
心理资源，灵活转换视角，平衡竞争欲望、需求和生活各个领
域的心智能力。

综合上述二者，可以发现：灵活性是个体适应能力的一种
重要体现；在面对变化时特别需要具备灵活的心理品质；灵活
意味着能够审时度势、积极适应；积极适应是基于环境变化的
主动调节，是一种与环境良性互动的能力。

心理学的研究表明，心理灵活性是心理健康的重要基石。
反之，心理僵化是心理健康的大敌。心理灵活性的对立面是心
理僵化，即刻板、缺乏环境敏感性。心理僵化时，一旦人与周
围环境的动态相互作用遭到破坏，反应往往会变得刻板化和不
灵活。心理灵活性低的人，容易表现得刻板、缺乏环境敏感
性，相应地就容易对环境的变化应对不力和适应困难，并且表

---

① 毛泽东：《毛泽东选集》第 2 卷，人民出版社 1991 年版，第 494 页。

现出心理调节能力不佳。为此，在纷繁复杂的变化面前，各级干部很有必要关注心理灵活性这个重要的心理品质，并采取有效措施增强自身的心理灵活性，以提高积极适应的能力。

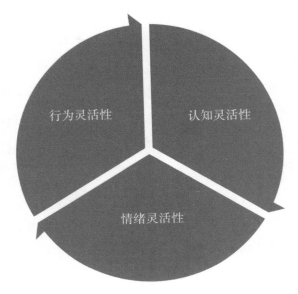

图 4 - 1 心理灵活性的构成图

如图 4 - 1 所示，可以从认知灵活性、情绪灵活性、行为灵活性等三个层面对心理灵活性的概念进行建构，以方便对该概念的进一步理解和把握。

所谓认知灵活性，是指个体采用认知过程策略去面对新的环境的一种能力。认知灵活性与思维的开阔性、多元化和灵活调整能力紧密相关。所谓情绪灵活性，是指在变化的环境中可以用不同的方法去调节自身和别人情绪的一种能力。情绪灵活性与情绪觉察、情绪管理以及保持情绪与行动之间的动态平衡等能力紧密相关。所谓行为灵活性，是指个体能够表现出不同的行为来应对特定的环境变化。行为灵活性与个体的自控力、行动力以及生活的丰富性等紧密关联。

由上述三个构成可以看出，心理灵活性牵涉到面对变化时的认知调整、情绪调节与行为应对等三个环节，这三个环节中的任意一个环节的激活都有助于提升心理灵活性，当然，三个环节的同步激活将使个体的心理灵活性大大增强。

（一）多维思考，提升认知灵活性

认知灵活性的基本特征是注意力能够发生改变或者转移，然后引起策略以及行为的改变。认知灵活性水平高的人有更强的问题解决能力、人际交往能力以及更积极的应对方式。认知灵活性与思维品质紧密关联。提高认知灵活性，要注重培养积极的思维能力。

1. 要有光明思维

林语堂曾说过："面向阳光，阴影总在你身后。"世界上的事物都有光明与黑暗两面，总盯着黑暗面看，生活将暗无天日，而如果我们愿意转身，也许就会看到光明，这个时候，不仅能够享受到光明所带来的温暖，而且还有可能发现黑暗别样的美。因此，如果终究无法摆脱黑暗，千万别忘了转身去看看光明。树立光明思维，有光明相伴左右，心间自然有阳光。

所谓光明思维，就是善于使自己找回乐观向上、积极进取的良好心理氛围，使大脑处于活跃开放、正向求索的信念状态，从而调动和开发自己的解决问题的意愿和潜能，并寻求积极改变的思维方法。光明思维是着眼于事物的光明面，推动事物向光明面转化的思维技术。

有这么一个故事，生动地诠释了什么是光明思维及其价值：

从前有一个国家，地不大，人不多，但是人民过着悠闲快乐的生活，因为他们有一位不喜欢做事的国王和一位不喜欢做官的宰相。

国王没有什么不良嗜好，除了打猎以外，最喜欢与宰相微服私访民隐。

宰相除了处理国务以外，就是陪着国王下乡巡视，如果是他一个人的话，他最喜欢研究宇宙人生的真理，他最常挂在嘴边的一句话就是"一切都是最好的安排"。

有一次，国王兴高采烈地到大草原打猎，随从们带着数十条猎犬，声势浩大。

国王的身体保养得非常好，筋骨结实，而且肌肤泛光，看起来就有一国之君的气派。随从看见国王骑在马上，威风凛凛地追逐一头花豹，不禁赞叹国王勇武过人！

花豹奋力逃命，国王紧追不舍，一直追到花豹的速度减慢时，国王才从容不迫弯弓搭箭，瞄准花豹，"嗖"的一声，利箭像闪电似的，一眨眼就飞过草原，不偏不倚钻入花豹的颈子，花豹惨嘶一声，扑倒在地。

国王很开心，他眼看花豹躺在地上许久都毫无动静，一时失去戒心，居然在随从尚未赶上时，就下马检视花豹。

谁想到，花豹就是在等待这一瞬间，使出最后的力气突然跳起来向国王扑过来。

国王一愣，看见花豹张开血盆大口，他下意识地挡了一下，心想："完了！"

还好，随从及时赶上，立刻发箭射入花豹的咽喉，国王觉得小指一凉，花豹就一不吭声跌在地上，这次真的死了。

随从忐忑不安走上来询问国王是否无恙，国王看看手，小指头被花豹咬掉小半截，血流不止，随行的御医立刻上前包扎。虽然伤势不算严重，但国王的兴致破坏光了，本来国王还想找人来责骂一番，可是想想这次除了怪自己冒失，还能怪谁？所以闷不吭声，大伙儿就黯然回宫去了。

回宫以后，国王越想越不痛快，就找来了宰相饮酒解愁。

宰相知道了这事后，一边举酒敬国王，一边微笑说："大王啊！少了一小块肉总比少了一条命来得好吧！想开一点，一切都是最好的安排！"

国王一听，闷了半天的不快终于找到宣泄的机会。他凝视宰相说："嘿！你真是大胆！你真的认为一切都是最好的安排吗？"

宰相发觉国王十分愤怒，却也毫不在意，说："大王，真的，如果我们能够超越'我执'，确确实实，一切都是最好的安排！"

国王说："如果寡人把你关进监狱，这也是最好的安排？"

宰相微笑说："如果是这样，我也深信这是最好的安排。"

国王说："如果寡人吩咐侍卫把你拖出去砍了，这也是最好的安排？"

宰相依然微笑，仿佛国王在说一件与他毫不相干的事。

"如果是这样，我也深信这是最好的安排。"

国王勃然大怒，大手用力一拍，两名侍卫立刻近前，他们听见国王说："你们马上把宰相抓出去斩了！"

侍卫愣住，一时不知如何反应。

国王说："还不快点，等什么？"

侍卫如梦初醒，上前架起宰相，就往门外走去。

国王忽然有点后悔，他大叫一声说："慢着，先抓去关起来！"

宰相回头对他一笑，说："这也是最好的安排！"

国王大手一挥，两名侍卫就架着宰相走出去了。

过了一个月，国王养好伤，打算像以前一样找宰相一块儿微服私巡，可是想到是自己把他关入监狱里，一时也放不下身段释放宰相，叹了口气，就自己独自出游了。

走着走着，来到一处偏远的山林，忽然从山上冲下一队脸上涂着红黄油彩的蛮人，三两下就把他五花大绑，带回高山上。

国王这时联想到今天正是满月，这一带有一支原始部落每逢月圆之日就会下山寻找祭祀满月女神的牲品。

他哀叹一声，这下子真的是没救了。心里很想跟蛮人说：我乃这里的国王，放了我，我就赏赐你们金山银海！可是嘴巴被破布塞住，连话都说不出口。

当他看见自己被带到一口比人还高的大锅炉，柴火正熊熊燃烧，更是脸色惨白。

大祭司现身，当众脱光国王的衣服，露出他细皮嫩肉的龙体，大祭司啧啧称奇，想不到现在还能找到这么完美无瑕的牲品！

原来，今天要祭祀的满月女神，正是"完美"的象征，所以，祭祀的牲品丑一点、黑一点、矮一点都没有关系，就是不能残缺。

就在这时，大祭司终于发现国王的左手小指头少了小半截，他忍不住咬牙切齿咒骂了半天，忍痛下令说："把这个废物赶走，另外再找一个！"

脱困的国王大喜若狂，飞奔回宫，立刻叫人释放宰相，在御花园设宴，为自己保住一命，也为宰相重获自由而庆祝。

国王一边向宰相敬酒说："爱卿啊！你说的真是一点也不错，果然，一切都是最好的安排！如果不是被花豹咬一口，今天连命都没了。"

宰相回敬国王，微笑说："贺喜大王对人生的体验又更上一层楼了。"

过了一会儿，国王忽然问宰相说："寡人救回一命，固然是'一切都是最好的安排'，可是你无缘无故在监狱里蹲了一个月，这又怎么说呢？"

宰相慢条斯理喝下一口酒，才说："大王！您将我关在监狱里，确实也是最好的安排啊！"

他饶富深意看了国王一眼，举杯说："您想想看，如果我不是在监狱里，那么陪伴您微服私巡的人，不是我，还会有谁呢？等到蛮人发现国王不适合拿来祭祀满月女神时，那么，谁会被丢进大锅炉中烹煮呢？不是我，还会有谁呢？所以，我要为大王将我关进监狱而向您敬酒，您也救了我一命啊！"

国王忍不住哈哈大笑，朗声说："干杯吧！果然没错，一切都是最好的安排！"

国王被咬掉小半截手指、宰相被关进监狱，看似很糟糕的事情，最终被证明都是"最好的安排"。也许你会说这只是一个故事，现实并非如此。但是你所谓的"现实"就是绝对的"真实"吗？绝非如此，不过是你选择看到的"现实"而已。

生活中，当事情的"黑暗"面出现时，人们很容易忽略其可能伴随的"光明"，甚至对"光明"的一面视而不见。但你没看到并不意味"光明"面不存在，如果你选择相信"现实"，提醒自己，"现实"也是多面的，要有光明思维，在"黑暗"的旁边或者背后就站着他的"光明"兄弟。

可以对光明思维进行细分，并划分三个等级，来看看自己是否有光明思维以及在哪个等级：

一级光明思维：世界上有黑暗也有光明（世界上有坏事也有好事）。如果一个人坚持认为这个世界上全是黑暗，你一定会觉得他脑子有问题。因为你知道，基于正常人的生活经验，这个世界上除了黑暗之外，还有光明。所以，你不可能总倒霉，也不可能总走运，在你的生命里好事、坏事都会出现。

二级光明思维：黑暗可以转化为光明（坏事可以转化为好事）。有时黑暗与光明同在，就像阳光下的背影；有时是黑暗结束光明出现，就像黑夜与黎明。有时坏事发生时就伴随有好的一面，有时可能好的一面会在事后出现，不管怎样，好的一面终会出现。但是，到这个等级，人们还是盼望着转化的速度快些，因此多少还是表现出对坏事的抗拒。

三级光明思维：无论黑暗还是光明都有其存在的价值（不论坏事还是好事都有其价值）。每一种存在都有其必然性，黑暗也有其价值，我们不能一味只是期盼着光明的出现，抗拒黑暗或者对黑暗的价值视而不见，而应该珍视黑暗，欣赏黑暗的价值。当我们有这种意识时，也将看到所谓的坏事对我们的积极意义，这样面对坏事时的心态将更加平和。

坏事总会有好的一面存在，相信才会看到。相信光明存在的可能性，只有看到光明的一面，才能从僵化的思维中走出来。如果在自己思考问题时加入光明思维，你在发现那些不顺心的事情时会变得心态平和许多。用光明思维让心态平和不是目的，更不是自我麻醉，而是只有当心态平和下来时，情绪的张力才能降下来，思维才有可能从"钻牛角尖"的状态走出来，变得开阔些，思维开阔了，心理灵活性才能得以改善。

2. 要有多元思维

所谓多元思维，是指跳出点、线、面的限制，能从上下左右、四面八方去思考问题的思维方式。多元思维意味着首先意识到有变化，就会有问题，要将此识别为正常状态；当身处"问题"之中时，能够既看到消极面，又看到积极面；既看到当下停滞的现实，又看到未来发展的可能；既看到环境因素的不可控性，又看到操之在我的可作为性。带着多元思维灵活地看事物，不紧盯着环境中的问题、他人身上的缺点或者超出自己能力范围的事情，不在"问题"上思维僵化与自我否定，然而才有可能灵活调整，通过改变态度或行为主动适应或积极应对，让自己重新回归到环境中的有利位置。

多元思维同时意味着要注重"非线性思维"的培养和使用。思维方式包括线性与非线性两种。线性思维是一种直线的、不变的、单一的、单维的思维方式，可以用"两点之间直线最短""非此即彼""非黑即白""非好即坏"等表述进行更直观地理解。非线性思维是一种非平面、立体化、无中心、无边缘、互相连接的思维方式，可以用"任何事物都是在曲折中前进和发展的""多面性""不确定性"等表述进行更直观地理解。相比较而言，线性思维容易导致思维收窄和认知僵化，而非线性思维则促进思维开阔和恢复认知灵活性。在经历变化、挫折或失败时，非线性思维能够起到很好的认知调节作用。

下面用一个心理疏导案例来看看非线性思维的重要性。

某单位要开展竞争上岗选拔副科级干部，小王因为符合条件，在部门领导张处长的反复鼓励下，犹豫再三之后，也报名参加了。只是，没想到的是，在民主推荐的投票环节，所有的中层干部及单位主要领导都没有投票给他，全单位只有他一个人得了0票，这让他感觉十分尴尬，除了觉得很没面子外，他也很想不通——自己工作这么努力，为什么得不到领导们的一点认可。为此，他深受打击，情绪低落，意志消沉，工作状态受到严重影响。

对此，张处长也觉得尴尬，同时心急如焚，多次找小王谈心，试图帮助他走出这个事件的负面阴影，但都无济于事。小王自己也表示，处长讲的道理他都明白，但还是觉得0票很丢人。不管张处长怎么做思想工作，小王都绕不开"0票"这个糟糕且尴尬的事实，所以怎么劝都没什么用。

经过反复思考，张处长突然意识到小王尽管工作很努力，表现也很优秀，但是毕竟还只是个年轻人，自参加工作以来，基本上都在从事着具体的业务工作，工作岗位经历也比较单一，由此而带来的影响是单位领导及中层干部们对小王可能不是很了解，因此，他的实际工作表现领导们可能也不是很了解。

想到这里，张处长找到了问题的突破口——这次的"0票"对小王来说也是好事，在他的概念里所有人都知道他得了0票很丢人，而恰恰是这次唯一的0票让小王进入到其他人的视野，如果他能继续像过去一样努力工作，他的表现会得到越来越多的领导的认可，这样他的机会可能也就来了。

在接下来的一次谈心中，张处长成功地引导小王意识到"0票糟糕"的另一面，即他开始被更多的人所知道和关注。由此，小王思考问题的方式也跟着转变，他有了重整旗鼓的动力——既然大家都知道有个得"0票"的小王，那么接着就让大家看看小王能经得起挫折，还能把工作干得很好。

如果从线性思维的角度看，"0票"确实是一个"糟糕的结果""彻底的失败"，尤其是只有小王一个人得了0票，更是有可能被人嘲笑，因此思维极容易僵化住，也就不会去想这个结果可能伴随的其他可能性。而非线性思维，既承认这个结果的糟糕，又尝试从不同角度探索这个结果带来的其他可能性，最终张处长把"大家都听说小王得了0票"转变为"大家都在看着得了0票的小王是一名怎样的员工"，也从这里把小王从思维僵化中带了出来。

当然，非线性思维的养成，还需不断用正确的"问题观"自我提醒，以降低负性心理反应的强度。正确的"问题观"通常包括以下四个层面：任何时候有问题正常，没有问题幸运；问题本身不是问题，不恰当的应对方式才是问题；问题只是一种暂时状态，而不是常态；很多时候不是问题解决得太慢，而是我们太着急了；问题是问题，我们是我们，当我们一着急，就很容易把自己整成问题。用这样的"问题观"自我提醒的目的是当遇到问题时，降低负性心理反应的强度，包括情绪反应的强度，然后才有可能给思维松绑，使思维能够灵活转换，看到多种可能性，并找到建设性的解决方案。

（二）激活情绪，提升情绪灵活性

情绪的灵活性是指可以用不同的方法去调节自己和别人情绪的能力。具有情绪灵活性的人，会有情绪的起伏，允许有负面情绪的表达，但却不沉溺其中，能够根据环境或任务的需要灵活地运用多种方式调节情绪。

心理学的观点认为，情绪是遵循"钟摆效应"的，即情绪会在正面和负面两极来回自然摆动。正常情况下，我们的情绪在正面情绪和负面情绪两极自然摆动，每个人都有可能出现正面情绪，也有可能出现负面情绪。而且，从进化的视角看，每

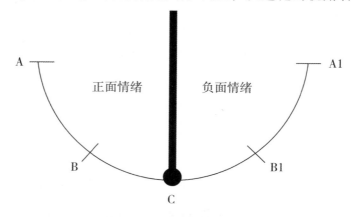

图4-2　情绪的"钟摆效应"

一种情绪都有其存在的价值。概括而言，消极情绪是一种本能，让我们能够活下来；积极情绪是一种能力，让我们能够获得更好。因此，负面情绪不仅不是坏事，还是人类生存所必需的，情绪在正面和负面两极充分自然摆动是情绪健康的标志。如果情绪摆动的幅度变小，或者仅在某一极停留，就有可能是一种情绪不健康或不正常的表现。

情绪灵活性的标志是情绪的"钟摆"能够根据环境刺激和个体需要自如地摆动。但是，环境变化发生时，比如工作压力、岗位变动、提拔遇挫、人际协调、生活琐事等都有可能诱发负面情绪，甚至导致个体长时间陷入负面情绪无法自拔，导致情绪僵化。若长时间沉溺于负面情绪之中，则很容易出现情绪"停摆"的现象——持续性的情绪低落、烦躁易怒或悲观抑郁等，找不到快乐体验。情绪"停摆"的僵化现象，还很容易导致思维消极和收窄，进一步加剧"钻牛角尖"现象——想想就烦、越想越烦、越烦越想，并且搜集和使用各种证据证明他人和环境害了自己，扮演"受害者"的角色，甚至抱怨和报复。殊不知，自己的大部分"受害"是情绪调整的意识和能力不够所导致的。为此，要重视情绪灵活性问题，着力提高情绪的调节能力，尤其需要学会有意识地激发积极的情绪体验，从而维护情绪的动态平衡，以情绪状态的改善，促进认知灵活性的恢复。

激活情绪灵活性的操作路径是提高情绪管理的能力，具体包括负面情绪的调节与释放以及正面情绪的激发与保持。

负面情绪的调节与释放方面，首先，要增强情绪觉察的能力。只有意识到情绪的存在，才会采取措施去管理情绪。很多时候，人们面对环境变化时，往往任由自己往情绪化的方向越陷越深，而没有觉察，更不可能去调节。因此，从情绪管理的角度看，觉察情绪是找回情绪控制权的第一步。其次，要做好负面情绪的调节和释放，其中包括以合宜的方式表达情绪、以转移注意力的方式调节情绪以及为情绪找到释放的出口等等。再次，认知调节也是改善负面情绪的重要一步，这个在认知灵活性的激活方面已经有介绍，这里不再论述。

从激活情绪灵活性的角度看，当情绪状态不佳时，有意识地主动增加正面情绪体验，能够改善情绪"钟摆"往负面的回摆能力，进而改善负面情绪状态。心理学研究发现，正面情绪对负面情绪有着"消减作用"，能减轻负面情绪对大脑和身体的负面影响。因此，当环境变化诱发心理僵化时，如果实在不知道该怎么调节被触发的负面情绪，可以从增加正面情绪体验入手，当正面情绪体验增多，负面情绪的郁结也会慢慢得以疏通，从而逐步改善情绪"钟摆"的摆动质量。

此外，从情绪健康的角度看，有时调节负面情绪是比较困难的，而通过正面情绪的激发来改善负面情绪的状态是更具操作性的办法。经过研究和对人的情绪分组测试，积极情绪和消极情绪的比例是3：1的人身体更健康、心理更繁盛、生活更幸福。当然，正面情绪的激发一般也是以活动为载体的，无缘无故地傻乐呵是不太现实的。这也就引出了行为体验丰富化，即行为灵活性的重要价值。

（三）丰富行为体验，提升行为灵活性

行为灵活性是指具有行动的主动性、积极性和丰富的行为选择，能够根据环境的切换适时调整行为，用多样的行为调节心理活动的一种能力。心理与行为密切关联，环境刺激通过心理的中介作用而影响人的行为，相应的，人们也可以选择新的行为反作用于环境来调节心理反应。因此，要学会并善于用行为调节心理，尤其是，当在某种不顺心、不如意的状态中长时间钻牛角尖和心情不好、想要想通但又想不通、想要改变又不知从何改变时，更加需要注意用多元的行为调节，在各种各样丰富、有趣的活动中实现情绪体验的切换，逐渐从情绪郁结中走出来，进而调节好心理状态。心理僵化时，人的行动意愿通常会比较低、行为的选择也会比较单一，此时，从激活心理灵活性来看，则需要有意识地增强行动意愿和丰富行为选择。以行为活动为载体的心理调节，往往能够起到很好的改善情绪和思维状态，进而激活心理灵活性的作用。古往今来，有大量经典案例验证了行为灵活性在心理调节方面的重要价值。

唐宋八大家之一、宋代著名豪放派词人苏东坡，一生为官，仕途坎坷，三次被贬，他不但没有被仕途的不顺打倒，还用自身的乐观主义精神活出了精彩的人生。苏东坡在文、诗、词三方面都达到了极高的造诣，堪称宋代文学最高成就的代表。而且，他在书法、绘画等领域的成就都很突出，对医药、烹饪、水利等技艺也有所贡献。他在这么多领域所取得的成就，是行为灵活性的典型体现。面对仕途的不顺，他用写诗词文章的方式抒发胸臆，用书法、绘画寄情山水，用研发美食为生活增色。这里就以美食为例，看看苏东坡在仕途不顺时，怎么以烹饪为载体进行心理调节。苏东坡一生除了留下许多脍炙人口的诗作之外，也研制了许许多多的美食，其中的代表作包括东坡肉、东坡豆腐、东坡羹、东坡饼、东坡蜜酒等等，图4-3显示了苏东坡与仕途经历相对应的烹饪成就。苏东坡对美

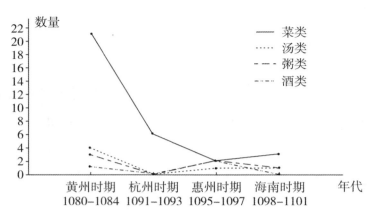

图4-3　苏东坡的烹饪成就

食非常热爱，1079年，42岁的苏东坡因乌台诗案被贬往黄州做团练副使。苏东坡到任后，在写出《赤壁赋》《念奴娇·赤壁怀古》等千古名作之前，便已留下"自笑平生为口忙，老来事业转荒唐。长江绕郭知鱼美，好竹连山觉笋香"的佳句——把被贬的落魄放一边，鲈鱼的肥美、山笋的清香已经让他向往不已。当时，羊肉比较贵，而猪肉很便宜。手头拮据的苏东坡就创造性地把猪肉开发成一道美味，成为千古留名的"东坡肉"，并写下《猪肉颂》："黄州好猪肉，价贱如泥土。贵者不肯吃，贫者不解煮。"东坡肉的发明不是胡乱的误打误撞的偶然，而是经过了静心烹制的过程——"少著水，柴头罨烟焰不起。待他自熟莫催他，火候足时他自美。"苏东坡发明的美食，每一道菜品几乎都与东坡肉一样，在做法上用心、考究。再比如做鱼，"以鲜鲫鱼或鲤治斫，冷水入盐，以菘菜心芼之，仍入浑葱白数茎，不得搅。半熟，入生姜萝卜汁及酒各少许，三物相等，调匀乃下。临熟，入橘皮线，乃食之。其珍食者自知，不尽谈也"。

从上述做法的叙述中，可以知道苏东坡在烹饪美食时的过程精细，而且几乎可以说是很容易进入到心无旁骛的专注状态。心理学的研究表明，大脑在专注时是最放松的，而且专注还会带来心流体验，使人体验到更多的愉悦感。因此，可以想见，烹饪美食在苏东坡仕途坎坷的蹉跎岁月里发挥了重要的心理调节作用。

从上述的烹饪做法的文字介绍上，还可以看出，苏东坡除了用心研制和品尝菜品外，还喜欢分享美食以及美食的做法，包括诉诸文字，让秘籍、心得、感受广为传播。当然，他也喜欢赞美美食，比如他用"日啖荔枝三百颗，不辞长作岭南人"的佳句赞赏荔枝，用"地碓春秔光似玉，沙瓶煮豆软如酥"讴歌五谷杂粮，等等。他一生创作的诗词歌赋中，关于饮食的诗词就多达四百余首。毫无疑问，美食与诗词歌赋等一起，为他被贬之后的生活增添了不少乐趣，并且起到了很好的心理调节作用。苏东坡的乐天豪放精神，是以丰富的行为体验为基础的，很多时候也是在丰富的行为体验中再次得以找回的。

再来看被西方媒体称之为"打不倒的东方小个子"的邓小平同志。谈到邓小平，人们总会对他"三落三起"的政治人生感兴趣，进而发问：他是怎样面对挫折和逆境的？回答这个问题，自然会想到他作为革命家的坚忍不拔的理想和信念。此外，他的人生态度也很重要。比如在逆境中，他始终保持乐观的心态。事实上，乐观的心态是很难始终保持的，在挫折面前，心态发生波动是必然的。对小平同志而言，同样是丰富的兴趣爱好使他的乐观心态得以调节回来，并且发展出乐观自信的精神品格。邓小平同志的兴趣爱好广泛，为世人所熟知的包括桥牌、游泳、抽烟以及球类运动等等。以桥牌为例，邓小平同志 1952 年就学会了打桥牌，有媒体称他为中国桥牌运动的创始人。桥牌对邓小平同志而言意义非凡，在遭遇挫折时，邓小平同志借助桥牌让自己保持乐观、坚强；改革开放初期，邓小平同志借助桥牌给自己减压。晚年的邓小平，把打桥牌视为健脑健身的活动。他曾说："唯独打桥牌的时候，我才什么都不想，专注在牌上，头脑能充分地休息。"夫人卓琳积极支持邓小平打桥牌。她有过这样的评说："小平同志只有打桥牌时才能得到真正的休息，因为他看电影、看书时都不免想到工作。"从邓小平同志以及卓琳同志的话语中，再次验证了行为体验在心理调节方面的价值——从事喜欢的事情时，能够让人变得更加专注，专注会带来大脑的放松体验，当大脑得到放松时，思维会更开阔和活跃，由此，情绪灵活性和认知灵活性都能得到不同程度的改善。由此可以看出，邓小平同志的"打不倒"和他的生活体验丰富化、调节手段多元化也是密不可分的。

美国总统富兰克林·罗斯福在 39 岁时得了小儿麻痹症，导致下肢瘫痪，这使他感受到了前所未有的痛苦和折磨，他不相信噩梦就此降临到自己身上，更不想后半生就瘫痪在床、无所作为。在反复的挣扎之后，他还是不想放弃自己的理想和信念，于是他开始给自己制订计划：通过坚持锻炼，强健上肢力量；坚持自己制作船模的兴趣爱好；大量阅读书籍，尤其是关于美国的历史和政治方面的书籍。在这样的生活节奏下，他逐渐走出了人生低谷，在瘫痪 11 年之后，重新走上政坛，以2280 万的高票当选总统，成为美国历史上第一位坐在轮椅上的总统。罗斯福在经历从瘫痪到再次登顶美国政坛巅峰的历程再一次验证了丰富化的生活调节的重要价值。

行为体验的丰富化不仅对身处逆境或低谷时的调节有价

值，对于日常的心理保健也有很好的作用。"杂交水稻之父"袁隆平，因在培育杂交水稻方面的成就为世人所熟知，但他的生活也不仅仅只有水稻育种，事实上他的生活也非常丰富。比如，1953 年，袁隆平用人生的第一笔工资买了一把价值 27 元的小提琴，时至今日，他依然保持着对拉小提琴的热爱；袁隆平的游泳水准接近国家队水平，即便到了耄耋之年，他也还常常游泳不辍；袁隆平喜欢骑摩托车，尤其是在辛勤劳作之后，喜欢享受骑摩托车带来的风驰电掣的不羁快感，直到 80 岁左右，才在家人的不懈劝说下忍痛割爱；袁隆平说得一口流利的英语，可以在给来自多个国家的学员授课时，用英语对答如流，不需要翻译。从这些可以看出这位农业科学家的生活的丰富化，也许正是如此丰富化的生活作为调剂，才使得他的科研工作也充满着乐趣和创新动能。

古今中外，有大量案例显示，行为体验的丰富化在心理调节方面起着非常重要的作用。在遭遇于己不利的环境变化、认知僵化、情绪僵化后，只要还能够让自己去做事情，尤其是做喜欢的事情，并且不断坚持去做，慢慢就能够将自己带出心理的低潮状态。如果不善于进行认知和情绪的调节，同时又忽略了行为调节，往往会导致自己在负面事件中越陷越深，最终使自己身心健康受损，并且在环境中陷入被动。

总体而言，以上三个激活心理灵活性的路径，认知灵活性是根本，想开了就什么事都没有了；但只要想不开，往往情绪也容易陷入某种负面状态，而难以调整得过来。鉴于此，行为灵活性往往是促进心理灵活性的最有效且易操作的抓手。行为体验的多样化、丰富化是非常有效的心理调节手段，在没有掌握大量的心理调节技术与方法的情况下，把握好这一点，每个人都可以做自己的心理师——越是心理状态不好，越需要让自己去做事情，尤其是做喜欢的事情，并且坚持去做，这样渐渐地心理状态便会得到改善。

当然，这里需要对行为上的僵化、停滞额外多提醒一点——如果心理状态不好，认知和情绪都已陷入僵化，又提不起做任何事情的兴趣，什么事情都不愿意做，或者理智上知道该去做点事情给自己调整调整，但行动上却感觉没有力气、完全动不了。这种情况可以作为严重心理问题的一个重要信号提示，如果没有专业人士的介入，当事人自己已经难以通过自我调节走出心理困境了。

三、保持心理活力关键在于经常性的心理养护

心理健康是一个动态的概念，始终保持心理健康是不现实的。环境发生改变，心理也会随之产生起伏，心理状态向来是从平衡到失衡再到平衡的过程。任何的变化或改革都有可能对各级干部的心理平衡构成挑战，为此，要有心理养护的意识，着力降低心理失调发生的概率或强度，增强维护身心健康的能力，以良好的心态投入到工作中。从大量的心理学研究结果看，丰富化和成长性是日常心理养护的两大基本点。

（一）生活体验丰富化是心理保健和心理调节的重要抓手

工作生活节奏单一化是心理健康的大敌。这是笔者近年来从事个体心理咨询工作的一个总结。因工作长期繁忙、工作或生活遇挫等原因，导致生活体验单一或贫乏，极容易诱发心理

问题。与之相反，生活体验的丰富化是日常心理保健的重要手段，也是环境于己不利时进行主动心理调节的重要路径。把握好这一点，有意识地丰富自己的生活体验，不用学习太多的心理学知识，每个人也都可以做自己的心理师。

心理学的研究发现，长期过于忙碌，会引起大脑前额叶皮层受损，引起认知和判断力的下降、思维狭窄和自控力变差，诱发紧张、焦虑、抑郁等一系列心理问题。为此，要注意在忙碌的工作节奏下加强心理调节。当然，心理调节要以一定的活动为载体，不以活动为载体的"心灵鸡汤"或"注入正能量"往往效果十分有限，有时甚至适得其反。要有意识地以各类活动为载体让生活变得丰富化，培养和保持积极的兴趣爱好，主动投身或参与一些有意义的活动，让自己能够在忙、累的状态之中找回轻松感。现实中，不乏在这方面形成强烈反差的案例。有的干部在长期的忙碌和加班中，工作生活节奏单一化，最后逐渐诱发躯体化反应或者心理困扰，甚至有的情况很严重；有的干部则在繁忙的工作之余，有自己的丰富生活，哪怕就是一个爱好，也会经常性地乐此不疲地沉浸其中，通过工作之余的调剂，很好地舒缓了工作压力，也维护了心理健康。

另外，在面对环境变化，尤其是遭遇不顺心、挫折等环境不利于己的情形，出现明显心理困扰，想要努力"想开一点"或"不去想"而又无法摆脱时，同样需要以活动为载体进行心理调节。当想不通、情绪状态不佳时，人通常是活动意愿不高的，但如果想要走出低谷、摆脱困扰，就需要有意识地提醒和推动自己去做事情，尤其是做喜欢和擅长的事情。通过做事的活动体验，不仅可以转移注意力，还可以带来心流体验——沉浸在当下着手的某件事情或某个目标中，全神贯注、全情投入时而体验到的一种充实、愉悦、富足的状态。这种心流体验会促进情绪状态的改善，同时改善大脑的思维功能，让思维更加开阔和具有灵活性，从而逐渐从钻牛角尖的状态中走出来。因此，丰富化的生活体验是在繁忙的工作节奏下避免出现心理问题的重要手段，同时也是出现心理问题后进行心理调节的重要抓手。当然，丰富化的生活体验既可以是广泛从事多种多样的活动，也可以是单一兴趣爱好的经常性的开展，这取决于个体的情况和偏好。

生活体验丰富化不仅在心理养护方面有重要的作用，对促进生理健康也发挥着重要的作用。

著名电影表演艺术家秦怡，因在中华人民共和国成立70周年时荣获"人民艺术家"荣誉称号而再次进入人们的视野。出生于1922年的她依然凭借温婉的笑容、红润的脸庞、满头的银发、灵活的身姿、洋溢着青春的热情等给人留下深刻的印象。她在总结自己的养生秘诀时，提出心态平衡是健康的基础。在她看来，心态很重要，遇事要想得开，尤其是在磨难面前，要学会心理调节。调节得好就能挺过来，否则就可能彻底被压垮。秦怡说："我先后生过4次大病，开过7次刀，患过脂肪瘤、甲状腺瘤，摘除了胆囊，还得了肠癌，但我并没有被病魔压倒，反而成功地降伏了病魔，还被选为'抗癌明星'。面对疾病，我始终保持乐观向上的情绪，从而调动了体内的积极因素，增强了抵抗力，病魔的虎威一下子就被压下去。"当然，心理调节并不是简单意义上让自己"想开一点"就能够实现的，秦怡经常用动静结合、有张有弛的方式给自己做调节。根据秦怡老师自述的养生之道，归纳起来主要有六个方面：一是在精神上要永远乐观；二是要心态平衡；三是要养成良好的卫生习惯；四是要动中取静；五是要选择一些适合自己的运动方式并持之以恒，比如靠散步与快走来锻炼身体，每天平均走上5000到10000步；六是饮食要做到控制摄入的油量、盐量与食量等"三控制"。

在东方卫视《中国梦想秀》的舞台上，曾经有一个叫王书江的中国政法大学法律系的退休教授登台展示。他和他的爱人殷建平刚退休时，身体都不大好，因为各种大大小小的病跑医院是常有的事，王书江更是患有血栓、血管硬化、高血压等多种疾病。相依相伴的两位老人为了身体健康开始研究起了运动和养生。两位老人的运动不仅仅只是每日定时跑跑步，还对瑜伽、体操、舞蹈等均有涉猎。殷建平学起了流行于年轻人之间的街舞。每天早上跟着动感的音乐跳上半小时，殷建平一整天都会精神饱满。而王书江则是将瑜伽练到了"出神入化"的境地，许多对于年轻人来说都难以完成的，需要大幅度扭转四肢的瑜伽动作，74岁的王书江做起来却毫不费力。就是这样生活体验的丰富化，让他们逐渐远离了疾病，不仅心情愉悦，还收获了健康。

做心理健康的第一责任人首先应该知道，我们的身体设计不是用来应对长期消耗的，经常性调节是保持身心健康的唯一秘诀。大量的心理学研究验证了这一点，因此也需要我们在自我管理中不断加以实践。

（二）保持成长性是让心理能够积极正向和充满活力的重要保障

这两年，在小鲜肉横行的娱乐圈，有一个80多岁的老爷子可谓是一股清流，也成为网红。他就是王德顺，79岁时，光着膀子走秀，满头银发，却精神矍铄、身材健硕、神采奕奕，一下子火遍了网络，被网友称之为"最酷老爷爷""最帅老大爷"。老爷子14岁开始进入社会打拼，24岁才开始学表演，44岁开始学英语，49岁到北京成为"北漂"，50岁走进健身房开始健身，57岁创造了造型哑剧，60岁开始专门练肌肉，65岁开始学骑马，78岁又开始学骑摩托车，79岁走秀，80岁后更是玩起了DJ。老爷子活得如此精彩，令很多人羡慕和赞叹不已，但与此同时，我们也从老爷子身上看到了另外一个宝贵的品质，那就是保持成长性，这是让心理有活力以及生命更精彩的关键。

预防性和调节性的心理管理要以活动为载体，发展性的心理管理同样需要在不断的活动体验中实现。心理世界一成不变，并不能保证心理健康，长期如此甚至还可能导致心理问题。心理就像身体一样，需要不断锻炼，才能保持良好的状态。因此，就像健身一样，我们同样需要健心，而健心本质上是一个不断施加环境刺激的过程。健康的心理世界是在与环境刺激持续交互的过程中得以建构和保持的，而且这种环境刺激应该是多元的、适度的、可控的以及变动的，而非单调重复、一成不变的。然而，事实上，人们对身处的环境往往难以选择，并且缺乏控制力。为此，若想要有更好的心理耐受力，更加积极正向的心理状态，就需要加强主动性的心理建设。从整体方向上看，保持成长性是极为必要且有效的选择。

所谓保持成长性，即要不断为自己设定工作、学习或生活的小目标，然后投身到该项目标中，通过自己的努力尝试去实现它。成长性既是一个不断学习和自我发展的过程，更是不断为自己施加心理刺激，保持心理活力的过程。这是因为在成长性的状态下有助于保持大脑的功能状态，大脑是人体的指挥官，保持工作以及对新事物的好奇和学习，能够保持大脑的活跃度，心理和身体自然也会年轻有活力。关于这一点，笔者在实际工作中也不断发现形成明显对照或反差的案例。有的干部可能多年在一个单位或一个岗位默默工作，在晋升或岗位调整方面也没什么多大的期待了，工作没热情、学习没意愿、生活没乐趣，久了以后，工作上找不到存在感和价值感，生活中感到单调、乏味，缺乏愉悦感和新鲜感，心理世界的活动质量自然不高；相反，有的干部尽管同样在基层的岗位上，甚至年龄已经很大，但依然保持着成长性，不断给自己设定小目标，钻研业务工作、培养兴趣爱好等，他们在自己的天地里默默耕耘，不仅逐渐小有成就或收获，而且心理状态也更为平和和积极向上。

《扬子晚报》曾经报道了我国著名肾科名医江苏省中医院肾科学术带头人、南京博大肾科医院名誉院长邹燕琴教授。邹教授80岁时仍每周要上三天门诊，写书，带教博士生、博士后和卫生部师带徒的学生，还要经常到全国各地的学术会议上讲课。这样一位耄耋老人，充满着活力。70岁时，她不用吸氧自个儿就登上了玉龙雪山；72岁，她成了李宇春的"老玉米"；74 岁，她创办了南京博大肾科医院；76 岁，她只身前往美国讲学半年。每年博大肾科的春晚，邹老都要率领医院平均年龄 65 岁的东北小辣椒舞蹈队活泼泼地舞上一曲，甚至包括挑战街舞。记者对邹老那张红润有光泽、饱满看不到皱纹的面容美慕不已，封邹老是"80 后美女代言人"。对此，邹教授给出的答案是：充实忙碌是最大的年轻秘诀。邹老做脑 CT 检查时，医生都惊讶她的大脑和年轻人一样充盈饱满，完全不像是 80 岁老人的大脑。邹老说大脑是人体的指挥官。保持工作，保持对新事物的好奇和学习，保持大脑的年轻活跃，身体自然也会年轻有活力。

类似这样的经典案例还很多，比如，中国肝胆之父吴孟超院士从医七十载，救治 16000 多名病人，工作到 97 岁才退休，多年来正是因为医者心不改、医者之术精进，成就了一段从医佳话。从吴孟超院士的身上，也不难看到保持成长性的重要价值。

《中国青年报》曾以《102 岁的青春模范》为题，报道了一位台湾老人赵慕鹤。他生于 1911 年，66 岁从高雄师范学院退休。他脱下工作装的那天，精彩的人生才真正开始——75 岁当背包客，畅游欧洲；87 岁的时候，与孙子一同参加高考，重返校园，成为一个正经八百的大学生，91 岁大学毕业；93 岁到医院做义工，照顾比自己小很多的病人；96 岁那年，他挑灯夜战，准备了 3 个月时间，考上了南华大学哲学研究所，98 岁硕士毕业。100 岁他的鸟虫体书法作品被大英图书馆收藏。

《华西都市报》曾报道，四川 83 岁学霸婆婆唐陵，一度陷入郁郁寡欢，经老同事推荐报读老年大学，后来读28年老年大学拿8个大学毕业证。

四川新闻网曾报道，1927年出生的匡体道老人，一直坚持背诗和写日记，几十年来写下了上百本。老人的好学让她一把年纪仍耳聪目明，不仅不戴眼镜就能穿针引线，还拥有可与年轻人媲美的好记性：既能熟背《蜀道难》《木兰辞》《兵车行》古典名篇，又能背诵现代散文诗《梦见妈妈》等。

类似这样的人老心不老、生活得很精彩的案例可以列举很多，每一个案例中，我们都能看到主人公在成长性上的自我实践。所有的案例集中在一起，再一次可以抽取出来的规律依然是保持成长性是重要的心理养护。成长性意味着不断为自己设立小目标，尝试不同的新鲜事物，这是让大脑保持活力的关键。在向小目标靠近的过程，本身也是保持心理张力和心理活力的过程。走在成长的路上，心理才不容易衰老，才能够有更好的灵活性和耐受力，从而更加健康。

浙江海宁有一名普通的基层税务干部，名叫董燎宇。2005年，他40岁时，在单位体检中被检出左肾细胞癌，且这病5年生存率不到30%。在生死之间，儿时那个"用法律之剑，弘扬社会正义公平"的梦想，在董燎宇的心头再次浮现。"命运这样对我，我不能屈服，我要用学习的方式与病魔抗争。""我要在治病休养期间，通过学习完成司法考试，做一名律师，完成一名癌症病人几乎不可能完成的工作，帮助那些需要帮助的人。"从此，董燎宇开始了他的抗癌路和法律学习路。2012 年，他成功地通过了全国司法考试，获得了法律职业资格证书。在通过司法考试后，董燎宇担任起纳税人权益保护的法律工作者，还当选为海宁市人民法院的人民陪审员。就这么学习和工作着，癌症病情居然得到了奇迹般的控制。就这样，他再次做了一个让家人和同事都感到不可思议的决定——攻读浙江大学法律学的硕士学位。年届五十的他，除了继续与癌症对抗，还要克服英语关、考试关和论文关等艰难险阻。3 年的读研生涯，董燎宇在追求知识的路上，忘却了自己的病情和年龄。2017 年，在 52 岁时，他顺利通过学业考试和论文答辩，如愿穿上了硕士学位服。他的主治医生晏爱明认为，董燎宇身上发生的奇迹，让他不得不相信梦想真是有力量的，而这样的力量无法用医学解释。

尽管没有办法对董燎宇身上发生的奇迹作出确切的解释，但是不难看出持续的学习以及不断挑战更高的目标，是让他在疾病面前更有力量的直接现实因素。因此，从心理学的角度看，可能恰恰是这种成长性的保持，使得他的心理更有活力，进而促进了身体状态的改善，并且又创造出了新的奇迹。

最近朋友圈有这么一篇小文章，核心意思是"废掉一个人最快的方式就是让他闲着，废掉一个人最隐蔽的方式就是让他忙到没时间成长"。心理学的很多研究、生活中的很多案例都验证了这一点，这是值得我们关注和时刻自我提醒的。保持成长性是建构健康的心理世界、促进个性不断完善的重要路径。在改革大势下，面对新形势、新任务，工作上设定个目标并努力前进一小步是成长性，学习上设定个目标并努力前进一小步也是成长性；即便工作和学习上都不想再有小目标，也不能让自己年复一年的简单重复，给生活设定个小目标，做点事情让自己身体更健康一点或生活更有趣一点，这也是成长性。保持成长性，给自己设定个想要达成的小目标，是对快节奏的繁忙工作状态的一种自我调剂，也能够丰富心理上的体验，增加对生活的控制感以及个人的成就感，使心理世界色彩丰富、更加阳光。

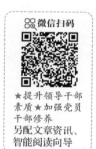

第五章

在适应中不断为
心理赋能增力

青年时期的毛泽东在《心之力》一文中提出"心为万力之本"的重要观点。他提出，"天之力莫大于日，地之力莫大于电，人之力莫大于心。阳气发处，金石亦透，精神一到，何事不成？"由此，他进一步提出，"心为万力之本，由内向外则可生善、可生恶、可创造、可破坏。由外向内则可染污、可牵引、可顺受、可违逆。修之以正则可造化众生，修之以邪则能涂炭生灵。心之伟力如斯，国士者不可不察"。

唐代高士司马承祯也曾提出，"夫心者，一身之主，百神之帅"，意思是说，心是一身的主人，是各种精神活动的统帅。朱子也曾曰："古人言，志帅、心君。须心有主张，始得。"其核心意思是说，志（人的志气、志向、志趣）是统帅，但心是君主。心是最高的决策者，心有了主张，元帅才能行动。由此可见，心力是影响和驱动个体行为的重要精神层面的力量，反映着一个人的心理能量。对个体而言，心力是个体重要的内在支撑，而增强心力，正如前述的毛泽东所言，关键在"修"，即要加强自身修养，做好心理成长，丰富内在的精神世界。

《人民日报》曾以《最是"心力"见不凡》为题专门刊文谈领导干部的心力的重要性，原文如下：

> 曾观察两位棋手下围棋，他们经过一番激烈对弈，输赢始见分晓。结果，输者低头微笑认输，而赢家善意点醒对方：您知道这一局为何落败于我吗？其实并非功力不深，而是心力不够。"心力不够"，可谓一语点醒棋局中人，更引人深思。
>
> 所谓"心力"，乃是影响行为的内驱力，是精神或意念层面的力量，衡量着人的心理能量。对于领导干部来

说，心力照见能力与担当，是综合素质的反映。心力充沛、内蕴深厚，就能不断增强自信，有利于在尽心履职中实现个人价值。反之，如若心力不足，便容易目光短浅、急功近利，常盘算自己的"小九九"，甚至误入歧途。

从现实情况看，因心力欠缺而违规犯错的教训并不鲜见。譬如，一些落马官员在青年时代也曾志存高远，甚至早早成为后备干部。但在个人发展道路上稍遇不如意，他们便选择抛弃信仰、放任自流，最终一步步背离初心、坠入深渊。事实证明，即便能力再强、功力再深，如果心力不够，仍可能竹篮打水一场空，最终徒劳无益。

"得众则得国，失众则失国"。民心是最大的政治，也是领导干部的心力之源。一个领导干部心力强不强，归根到底就看为民造福之心实不实。"天下之治乱，不在一姓之兴亡，而在万民之忧乐""善为国者，遇民如父母之爱子，兄之爱弟，闻其饥寒为之哀，见其劳苦为之悲"。抱守这样的情怀，"心中为念农桑苦，耳里如闻饥冻声"，即便为民造福的实践中，遭遇这样那样的挫折与困难，其心力也只会愈挫愈坚。在感情上贴近群众，在态度上尊重群众，在工作上依靠群众，急百姓之所急、想百姓之所想，就能真正赢得群众的信任和拥护，其心力就愈不可撼、愈见不凡。

蓄积心力，还须抱守清廉之志。古人说，"非淡泊无以明志，非宁静无以致远"。树立崇高理想、强化廉洁意识、塑造清正观念，不放纵欲望、不贪图享受、不沉迷逸乐，拒腐防变的心力就会不断提升。坚守廉政作风、坚持依规办事，虚心接受基层干部群众的监督，始终让权力在阳光下运行，与一切诱惑、风险保持距离，做到权势面前不折腰、物欲面前不同流、人情面前不中弹，就能在得失之间不焦虑，练就"金刚不坏之身"，使凛然正气充塞于胸，让干干净净干事的心力历久弥坚。

从某种意义上讲，心力是领导干部一种自觉联系群众、淡泊名利、严格自律的内心定力。不知心有所戒，便难以抵达行有所止的境界。将党规党纪真正内化于心、外化于行，时刻绷紧纪律这根弦，严以修身、严以用权、严以律己，不越"雷池"、不踩"红线"，领导干部方能练就不凡心力，不断增强干事创业的韧劲与后劲。[①]

心力对各级干部的重要性不言而喻。在变革时代，注重增强心力，既是提升领导力的需要，也是各级干部自我领导和实现更好的自我发展的重要前提。

一、心有力，环境才有可能有利

美国麻省的安赫斯特学院的教授们曾经做过这样一个实验，专门将一个正在生长的小南瓜用铁圈捆住，以观察南瓜在生长过程中能够承受的生长压力。教授们认为南瓜本身很脆，应该承受不了太大的压力，于是他们初始的预估值是 500 磅。然而，在实验开始后，小南瓜第一个月承受的生长压力就达到了 500 磅，第二个月达到 1500 磅，后来随着南瓜迅速生长，实

---

① 徐腾跃：《最是"心力"见不凡》，《人民日报》2016 年 11 月 25 日。

验者不断对铁圈进行加固，但最后南瓜还是把铁圈撑爆了，而南瓜最后的承受力是 5000 磅，远远超过最初的预估值。不仅如此，被铁圈捆住的南瓜比普通的南瓜长得也更大。后来研究人员把南瓜打开，发现这个南瓜已经不能食用了，中间结满了牢固的纤维状的东西，这层纤维想要突破包围它的铁丝圈。而且，研究人员还发现，为了能够更好地吸收充足的养分和水分，南瓜的根系长得十分发达，向四周发散得很开，且向下也扎得很深，几乎控制了整个菜园的土壤资源。

南瓜之所以能够经受住外部环境施加的生长压力，还在压力之下实现了更大的成长，变得异常坚固，而且最终突破了外部环境压力的束缚，主要原因是根系得到了更多的成长。庞大的根系使得这棵南瓜秧几乎控制了整个菜园的土壤，同时也就获得了更多的养分，从而支撑了压力下南瓜的成长。

在这个实验中，如果将南瓜视为一个个体，其所处的环境包括地面以上的空间环境以及地面以下的土壤环境。南瓜在空间环境中遭遇到了一个外部强加的生长压力，在应对这个始料未及的变化的过程中，南瓜很好地发育了自己的根系，从土壤环境中汲取了更多的养分，为南瓜的生长提供了源源不断的能量支持，不仅避免了原本脆弱的小南瓜被铁丝圈的高压力压垮，而且还使南瓜变得更加坚固，直到最终突破了环境之中的压力与束缚。

无独有偶，科学家对自然界中的植物研究发现，环境越是恶劣，土壤越是贫瘠，越是需要更庞大的根系。在肥沃的土壤中，树根与树冠的比例约为 1∶1；在贫瘠的土壤中，树根与树冠的比例可达到 3∶1；在沙漠地带，树根与树冠的比例会达到 5∶1。根系是重要的内在支撑，根系发达才能保证大树从土壤中获得更多的养分，从而在应对环境挑战的同时，不断获得新的成长。

对人类而言，也是如此。个体在与环境的交互过程中，想要能够顶住环境中不可预知的压力，并且获得新的成长，关键在"根系"。"根系"发达，便有机会获得更多的公共资源，从而使自身获得更好的支撑。南瓜的根系显而易见，对于人而言，"根系"又在何处呢？人的"根系"应该是在心理，心理世界发展得好，内心有力量，才能从自身所处的环境当中获得更多的公共资源，并且让自己能够受益，让自己在快速变动的世界中掌握主动权，而不是被环境所左右。

正如南瓜在生长过程中被无端捆上一个铁圈一样，我们周遭的环境变化也不以人的意志为转移，同时环境变化时也不会或无法顾及到每个个体的利益和感受。所以，每个个体都有可能被环境中突如其来的"铁圈"捆住，个体能否在难以预知的环境变化中占据主动，能否获取更多的环境资源并从中受益，不是取决于环境，而是取决于自己，尤其是自己的内在是否强大、根系是否发达。

每个人都渴望环境能够有利于自己。但遗憾的是，环境是不考虑人的感受的，环境的变化也不以人的意志为转移。要想在变动的环境中获得有利的处境，个体内在首先要有足够的心力做支撑。而这份心力往往又不是先天自带的，大多数时候是在环境发生于己不利的变化后，个体在主动增力的过程中不断获得的。

在变革时代，主动适应环境变化，加强心理调节和心理建设十分必要。这绝对不是迫于无奈给自己喝上一碗"心灵鸡汤"，而是把一堂重要的自我管理必修课提上日程——心理成长才是真正的发展。心理不成长，发展必然会缓慢或者停滞不前，且即获得发展或获取了很好的公共资源也不一定能够从中获益。如若不然，为什么会有官员或企业家因贪腐而锒铛入狱、因抑郁而自杀、因过劳而猝死；为什么会有家庭条件优越的孩子遭遇一点挫折就一蹶不振、厌学辍学；为什么会有人在别人羡慕的眼光里，自己却感到迷茫和痛苦挣扎……

内心有力量，个体才能与环境实现良性互动并相互促进。心无力，环境变得于己不利时容易或抱怨或逃避或迷茫或消极对抗；心有力，则愿意坦然接受、多方审视、积极调整、灵活应变。在快速变革的现实环境下，各级干部要避免"心无力"现象发生在自己身上，积极建构健康的心理世界，厚植自己的心理资本，让自己的内心更有力量，能够在与环境的交互中实现良好的适应。

心有力，环境才有可能有利。这是一个需要不断自我强化的观念。心有力，才能在环境变化时处变不惊、临危不乱；心有力，才能更好地做到以变应变，使环境最终变得对自己有利；心有力，才能更好地整合和盘活已有的资源，充分调动各方资源以应对挑战；心有力，才能体验到更高的自我认可度和内心的充盈感，让自己从有限的资源中更好地受益。

二、顺境看能力，逆境见心力

人们往往容易忽略心力的存在及其重要价值。心理是看不见、摸不着的，心理的运行基本都是在"黑箱"的状态下进行的，心力自然不像体力一样，能够直接体现或被直观感知。事实上，心力的影响深刻、广泛且持久。心可以说是人类一切行动的总推手。心力是能力的重要支撑，是能力得以持续增强和稳定发挥的前提条件。从领导力的角度看，领导有力首要的是心有力，能力与心力的融合才能实现更高水平的领导力。

心力的重要支撑作用往往更容易在危急关头或者陷入低谷时得到体现。

"感动中国2018年度人物"评选中，川航英雄机长刘传健成功入选，央视的颁奖词用"胆气亦英雄"对他的英雄事迹和英勇表现进行了概括。2018年5月14日，川航3U8633重庆至拉萨航班执行航班任务时，在万米高空突然发生驾驶舱风挡玻璃爆裂脱落、座舱释压的紧急状况，这是一种极端而罕见的险情——座舱盖掉落、驾驶舱挡风玻璃爆裂的情况下，面临着失压，突然的压力变化会对耳膜造成很大伤害；温度骤降至零下20℃~30℃，极度的寒冷瞬间冻伤驾驶员身体；驾驶舱中，仪表盘被掀开，噪音极大，什么都听不见；大多数无线电失灵，只能依靠目视水平仪来进行操作。生死关头，刘传健果断应对，带领机组成员临危不乱、正确处置，自己则完全凭手动和目视，靠毅力掌握方向杆，完成返航迫降，机组完成"史诗级"处置，确保了机上119名旅客生命安全。机长刘传健在承受巨大痛苦的情况下，还能够冷静操作，最终力挽狂澜，平安降落，成为名副其实的中国民航英雄机长。

英雄的胆气不是来自别处，而是来自内心。在危难时刻的临危不乱和冷静处置，不仅仅需要丰富的飞行经验和高超的驾驶技术，更需要过硬的心理素质。没有过硬的心理素质做支撑，飞行经验、驾驶技术等都有可能在事故发生的瞬间化为泡影，无济于事。纵观国际民航史，每一次成功迫降的背后都有一位沉着冷静的机长，而这种沉着冷静恰恰都是以强大的心力做支撑。

从许多类似的经典案例和生活事件的分析中，可以发现，就能力和心力的价值而言，基本上可以做出这样的判断，即顺境看能力，逆境见心力——一个人在顺境之下能做出多大成就，要看他的能力；而一个人在逆境之下是否能够坚持下来，并且最终还能做出成就，则要看他的心力了。心有力，在逆境下能够实现反弹，并且取得成就；心无力，则很容易被逆境所压垮。

在中美贸易战中，华为从被制裁到展开反击，亮出备胎计划，化被动为主动。在波云诡谲的国际局势下，任正非又一次让世人领略到了他的胆识和魄力，圈粉无数。从任正非的个人经历以及华为的发展历程来看，任正非也经历了很多的坎坷与挫折，在人生及事业的起起伏伏中，再次验证了"顺境看能力，逆境见心力"这一基本经验。

出生于贵州安顺的一个小山村的任正非，大学毕业于重庆建筑工程学院（现已并入重庆大学），之后做了14年基建工程兵。1982年，国家整建制撤销基建工程兵，任正非转业至南海石油后勤服务基地。凭着出色的表现，两年后便被提拔为分公司经理。就在任正非儿女双全、事业有成，眼看就要走上人生巅峰的时候，一次失误让他陷入了低谷——他被一家贸易公司骗走了200万元，也因此被公司除名、和妻子离了婚。1987年，时年43岁的他，失业、离婚、负债200万元，没有资本、没有人脉、没有技术、没有市场经验，带着仅有的2万余元钱，在破旧的仓库里成立了华为。和其他互联网高科技公司的创始人不一样，任正非创立华为的最初目的就三个字：活下去。

然而，华为的初期是一家没有技术的企业，客户有需求了，他们再去想办法，因此十分困难。华为的生存条件太差了。由于公司的压力大，困难多，任正非说他在2000年的时候曾经想过要自杀。2002年那时IT行业泡沫明显，公司运营更加困难，任正非有半年的时间经常睡不着，经常大半夜里惊醒。2003年，是华为公司最黑暗的一年，任正非的嫡传弟子李一男走出华为，带走了华为公司大部分的设备和骨干，任正非差点成为光杆司令。走投无路的他和摩托罗拉公司签订了收购合同，谁知天不遂人愿，摩托罗拉后又反悔，拒绝收购华为。这些事就像是压倒骆驼的最后一根稻草，让任正非患上了严重的抑郁症，几度想要自杀。不仅如此，任正非还因癌症动过两次手术。庆幸的是，任正非最终都挺过来了，走出了抑郁症阴影，也把华为带成了全球电信业的巨头。

债务、创业早期的惨淡、抑郁症、癌症……一般人可能早就被打倒了，而任正非却坚持了下来，这种煎熬的过程，如果没有心力做支撑是难以走过来的。

当然，任正非的心力强大不仅仅体现在他走过了一个又一个人生的低谷，在对企业的经营上，同样也能反映他心力的强大。任正非自己曾评价自己"既不懂技术，也不懂管理，也不懂财务"，他能带领十八万员工共同努力冲锋，一定意味着他有过人的领导力。而事实上，领导有力，首先要心有力。任正非是心力与领导力融合发展的典型，关于这一点，从他的管理理念中可以窥豹一斑。

比如，任正非认为，企业经营要打"太极拳"，首先苦练内功，内功的强大才是真正的强大。早在 1997 年，他就提出，"谁能把我们打败？不是别人，正是我们自己。如果我们不能适时地调整自己，不去努力提高管理素质、强化管理能力，不将艰苦奋斗的传统保持下去，我们就会把自己打败"。以内养外、以内御外，任正非始终坚持内在的强大才能在复杂多变的市场环境下占据主动和快速发展。从这一经营理念上可以看出，任正非对内在强大的推崇。当然毫无疑问，这也是他的内在信条，他不仅关注苦练企业的内功，也重视修炼自己的内功，不断增强自己内心的力量。

为了能够成就内在的强大，任正非在企业经营上反复强调要敢于和善于进行自我批判。2008 年，他在题为《从泥坑里爬起来的人就是圣人》的讲话中强调了自我批评对于企业发展的重要价值，"20 多年的奋斗实践，使我们领悟了自我批判对一个公司的发展有多么重要。如果我们没有坚持这条原则，华为绝不会有今天。没有自我批判，我们就不会认真听清客户的需求，就不会密切关注并学习同行的优点，就会陷入以自我为中心，必将被快速多变、竞争激烈的市场环境所淘汰；没有自我批判，我们面对一次次的生存危机，就不能深刻自我反省、自我激励，用生命的微光点燃团队的士气，照亮前进的方向；没有自我批判，就会故步自封，不能虚心吸收外来的先进东西，就不能打破游击队、土八路的局限和习性，把自己提升到全球化大公司的管理境界；没有自我批判，我们就不能保持内敛务实的文化作风，就会因为取得的一些成绩而少年得志、忘乎所以，掉入前进道路上遍布的泥坑陷阱中；没有自我批判，就不能剔除组织、流程中的无效成分，建立起一个优质的管理体系，降低运作成本；没有自我批判，各级干部不讲真话，听不进批评意见，不学习不进步，就无法保证做出正确决策和切实执行。只有长期坚持自我批判的人，才有广阔的胸怀；只有长期坚持自我批判的公司，才有光明的未来。自我批判让我们走到了今天；我们还能向前走多远，取决于我们还能继续坚持自我批判多久"。任正非强调自我批评，但不提倡批判，"因为批判是批别人的，多数人掌握不了轻重，容易伤人"。他还指出，"自我批判，不是自卑，而是自信，只有强者才会自我批判，也只有自我批判才会成为强者"。

从任正非以上的论述中，可以看出他的自信、勇气和智慧，没有强大的内心做支撑，是很难长久坚持用好自我批判这个法宝的。从心理学的角度看，自我批判实际上也是一个自我认知和自我革命的过程，不管对企业，还是对个人而言，这个过程都是有助于增进内在的力量的。华为是一个非常有战略眼光和战略定力的企业，而这也是任正非心有力的投射。

2019 年任正非在公司无线大会上的讲话提出，"我们要敢于挑战困难，大事临头要有静气，沉着淡定持续不断的努力。任何困难都阻止不了我们前进，也许极端困难的外部条件，把我们逼得更团结，把我们逼得更先进，更受客户喜欢。逼得我们真正从上到下能接受自我批判，自我优化"。任正非的心力还体现在每临大事有静气、积极乐观、沉着应对、超前谋划、保持定力等方面。面对美国的种种打压，他依然显得如此风轻云淡，海思芯片、鸿蒙系统横空出世——是早在十多年前就开始未雨绸缪公司在应对极限重压情况下的生存问题的结果。没有强大心力的驱动，很难有如此大手笔的超前谋篇布局和扎实稳步推进。

巴顿将军说："衡量一个人成功的标志，不是看他登到顶峰的高度，而是看他跌到低谷的反弹力。"被尊称为"南非国父"的南非前总统曼德拉也曾说："最大的荣耀不是永不跌倒，而是跌倒后总能站起来。"沧海横流，方显英雄本色。身处变化之中时，才能真正体现到心力的价值。心力是能力的重要支撑，而且越是关键时刻，越能体现心力的重要支撑作用。以心力为保障，能力才能得到持续增强和稳定发挥。

三、内职业生涯是心力的重要支撑

心力不是空泛的，而是具体的、实际的。尤其是，心力深刻影响着个体在与环境互动时的状态。心力强，在环境变化中则容易掌握主动；心力弱，则容易被环境变化所左右，陷入消极悲观和无可奈何。对各级干部而言，变革时代的心力提升，不是简单的一句"修炼强大的内心"就足够的，提升心力的路径和方法也是具体、现实、易操作的。提升心力应重视内职业生涯的发展，因为内职业生涯是心力的重要支撑。内职业生涯发展得好，就可以有更强的心力来应对形形色色的变化，就可以在复杂的职业环境下保持足够的定力，就可以为职业发展输出源源不断的动能，也可以使整个职业生涯的品质得到大幅度提升。

（一）容易被遗忘的"内职业生涯"

谈到职业生涯，人们往往很自然地便会联想到单位、岗位、职级等等。人们都很在意这些，也都在努力追逐着。但是，很多时候能否进入自己心仪的单位或在自己喜欢的岗位，以及能否获得提拔，往往又是不受自己控制的。因此，很多人提到职业生涯时，往往又会产生无奈感，甚至会觉得在体制内，"职业生涯规划""职业生涯管理"是不切实际的，或者认为这样的概念本身就是伪命题，因为在体制内的职业生涯充满了变数，是很难按照自己"规划"的路径发展的。事实上，这里对职业生涯概念的理解是有偏差的。

美国著名职业生涯管理专家埃德加·施恩把职业生涯分为外职业生涯和内职业生涯两个层面，这是生涯理论发展过程中一个重要的里程碑式的提法，使人们对职业生涯的理解更加深入和全面。

所谓外职业生涯是指在个体从事职业活动的过程中工作单位、工作地点、工作内容、工作环境、职务与工资待遇等因素的组合及其变化过程；而内职业生涯则是指从事职业活动的过程中所具备的知识、观念、心理素质、综合素养等因素的组合及其变化过程。外职业生涯各项要素通常是由别人认可和给予的，个体往往只能在过程上努力，而在对能否获得满意的结果上是缺乏控制力的。

内职业生涯各项要素的获得则是主观可控的，个体通过学习、思考、研究等途径的持续努力便可获得；一旦获得，他人便不可剥夺或收回，而且还可以在长期使用中不断增值，并且为外职业生涯的发展打下良好基础。相较于外职业生涯，内职业生涯是可以持续自我增值和不断发展的，而且给个体带来的回报也会更多。

外职业生涯与内职业生涯相辅相成、互为影响、相互折射。内职业生涯发展是外职业生涯发展的前提，只有内职业生涯得到足够的发展，才能胜任外职业生涯的现实要求；外职业生涯的发展是内职业生涯发展水平的折射，外职业生涯发展得好的个体，往往首先是其内职业生涯得到高质量发展，并且显著优于他人；外职业生涯的发展也会带动内职业生涯进一步发展，提拔到更高层级的岗位或组织后，也会倒逼个体主动学习更多的知识、技能和经验，从而使内职业生涯得到进一步充实；内职业生涯的匮乏或滞后，往往导致外职业生涯发展的停滞或失败；真正决定职业生涯品质的是内职业生涯，对内职业生涯的重视不足及发展滞后，或影响外职业生涯发展结果的获得，或影响外职业生涯状态的自我评价与体验。

从现实情况看，人们往往更容易关注外职业生涯，而忽视内职业生涯。外职业生涯发展对绝大多数人充满诱惑力，因为它具备外化、物化、可量化和可比较等独特的属性。这些属性往往很容易吸引人们的注意力，刺激人们在职业活动中不断地努力进取，以获得更加丰厚的回报，为自己及家人换取更加优越的物质生活条件，并在与他人相比时获得优越感。而内职业生涯往往不易感知、量化和进行社会比较，经常难以引起人们的重视，更不用说投入大量精力去促进其发展了。特别是，人们多年来几乎是将"职业生涯"的概念等同于"外职业生涯"去理解的，这一理解的偏差，也导致了人们对内职业生涯的关注和探索非常有限，内职业生涯概念及相关理论的研究和传播也相对比较少，造成了在现实中内职业生涯被长期遗忘或忽略。

（二）外职业生涯通常是消耗心力的

人们所热衷的外职业生涯通常不是为心蓄力、增力的，而是消耗心力的。从实际经验来看，人们要以投入大量的心智资源为前提，来换取外职业生涯上的回报。然而，不论外职业生涯的状态如何，都是心力的向外输出或损耗的——外职业生涯发展得好，被提拔到更重要的岗位或更高层级的职务上，往往意味着有更高的要求、更大的责任、更多的挑战，需要投注更多的心力才能胜任岗位工作的要求；外职业生涯长期得不到发展，则往往伴随着焦急、郁闷、失落、无奈或怨恨等负性心理体验，导致心力被长期慢性消耗；外职业生涯因组织变革、岗位调整、年龄等因素而出现发展轨迹被改变或被中断时，往往也会产生心理落差或心理失衡，如果得不到及时调节，也会严重消耗心力。

干部队伍中"金字塔"式的人事结构构成决定了外职业生涯的挑战和消耗是少不了的。首先，在外职业生涯中，努力的投入以及付出并不一定能够换来回报，外职业生涯的发展能够如己所愿的其实是不多的。当外职业生涯发展不尽如人意，过分的关注而又无力改变时，会强化人的无助感和无奈感，产生对环境、命运、组织或领导的抱怨，并且很容易放弃过程上的努力。久而久之，努力追逐而又得不到的现实困境，往往会削弱人的心力，甚至让人陷入心无力的尴尬境地。

其次，在国家治理体系与治理能力现代化快速推进的背景下，政府机构改革的力度和速度也是比较快的，机构调整以及由此带来的外职业生涯的被调整也是不可避免的。比如，2018年全国税务系统的国税地税征管体制改革中，就有 3.4 万个税务机构被撤销，并且牵涉到 22255 名干部由正职转为副职。面对岗位调整，领导干部心理必然会产生波动。比如，一位县级税务局的局长在转任副职后，就曾这样说："从正职转为副职，我心里的确是有一些波动的。算起来，从税 34 年间，我在正职岗位上干了 24 年，我坚信自己能做好正职工作。现在却被任命为新机构副职，知道这个消息，我承受了很大压力，也有些失落。"① 这属于正常的心理反应，但是如果未得到重视和进行及时的心理调节，往往容易导致心理失调，造成心力的不必要损耗。在国税地税征管体制改革期间，笔者也曾进行过一轮关于干部思想动态的问卷调查，共回收有效问卷 4882 份。其中，关于机构改革之后对税务工作整体发展前景、所在单位发展前景以及个人职业发展前景的预估评价显示，69.48% 的被调查对象看好税务工作的整体发展前景，67.73% 的被调查对象看好所在单位的发展前景，46.87% 的被调查对象看好个人的职业生涯发展前景。同时，选择"完全不看好"和"说不清发展形势"比例最高的均是对个人职业发展前景的预估。由此可见，面对机构改革，被调查对象对自身职业发展前景的信心明显偏低。当

---

① 《面对"正"转"副"，一位老区县局长的心路历程》，《中国税务报》2018 年 8 月 17 日。

然，也可能会有干部对职业生涯发展的不确定性感到焦虑和迷茫。由此可见，改革往往容易带来外职业生涯上的无力感，在无形中消耗着干部的心力。

再次，对外职业生涯的过分看重，容易对外职业生涯所赋予的角色过度吸引，有时导致权力欲和物欲膨胀，会产生角色上的错乱或迷失，抵御外部诱惑、防范职务风险的心力在无形中被侵蚀和瓦解。比如，

四川省粮食局原局长李益良因受贿罪、贪污罪、挪用公款罪，被判处有期徒刑十五年。李益良在忏悔中说："随着手中权力越来越大，认识我的人也越来越多，想与我结识的人数不胜数。在这之中，不乏一些想通过巴结我、给我好处来获得非法利益的人。当时我被这些人阿谀奉承的话冲昏了头脑，对他们的'好意'也开始不再拒绝。"[1] 四川省农业厅原巡视员胡相全在忏悔书中提到，"到后来，随着岗位权力、影响力不断扩大，奉承话、恭维话听多了，就飘飘然了，对接收红包礼金的行为慢慢放松警惕，总觉得红包是人家主动送来的，收下好像也没亏欠别人，久而久之，送礼的人多，收的钱也越多"[2]。江苏省启东市原政协主席张建飞在忏悔中提到了他在权力和角色中的迷失："随着职务的升迁、地位的变化，整天围着我转的人多起来了，不但工作有个秘书班子，出门有辆专

---

[1] 《"当时我被阿谀奉承的话冲昏了头脑"》，《检察日报》2012年6月19日。

[2] 《落马官员忏悔录"说"出3种贪腐心态》，《法制日报》2017年4月5日。

用车子，而且医院就诊有绿色通道，工资卡不需要用于日常开销，吃饭穿衣基本不掏自己腰包。可是对于这种生活，我还不感到满足，对于别人向自己的点头哈腰、阿谀献媚，没感到是一种对自己人格的污辱，反认为是对自己的尊重；对日常生活中该由自己支付的一些费用而让别人代为支付也逐渐漫不经心。久而久之，我养成了一种畸形的贪占便宜、贪图享受、贪恋钱财的心态，并逐渐成了习惯，有时甚至把没有占到便宜，便认为是人家没有给我面子，以致心中产生不快。"[1]

此外，外职业生涯的过分看重还会导致当外职业生涯上的回报不如意，尤其是在提拔和岗位调整结果不理想时容易产生不满，心理反应会比较激烈，容易陷入心理失衡，心力由此被过度损耗，导致补偿心理的产生。比如，

江苏省盐城市盐都区原区委常委、区农村经济开发区原党工委书记武炳光提到，"10 年的乡镇党委书记和 10 年的副处级领导经历，让我总认为自己能力水平不错，工作也付出了辛劳，看到别的干部被提拔重用心里便不舒服，特别是担任多年副处职领导后职务一直没有提升，我更是想不通，又因轰动全国的盐城市区水污染事件，我由于分管环保工作而受到处分，心里感到很不服气。心理失衡，我竟然荒谬地想以收受贿赂来补偿，利用兼任农村经济开

---

[1] 《"我把逢年过节收红包当作礼尚往来"》，《检察日报》2018 年 1 月 30 日。

发区主任这一职务便利，接受项目老板的钱物，似乎感到一种安慰和补偿，好像从组织那里没能得到的，在其他渠道也能得到补偿，以至于在一条罪恶之路上越走越远……"①

《法制日报》记者统计了中央纪委监察部网站披露的 22 名违纪违法者的悔过书，结果显示，总计 22 份悔过书中，有 9 人明确提到"心里开始不平衡""心里很不平衡"，占比达到了 40.9%。② 而这些心理失衡，多半和外职业生涯的职务晋升不理想或者物质回报不满意有关，而且在心理失衡后，对岗位工作投入的心力会明显降低，同时对外部诱惑的心理免疫力也会明显降低。

总体而言，外职业生涯是消耗心力的。外职业生涯发展顺利，很多时候确实能够带来成就感，但也需要投注更多的心力以履行岗位职责，且岗位越重要、职务越高，对心力的要求越高；外职业生涯发展不顺利，尤其是牵涉到进退留转时，"感觉受到不公平对待""感觉仕途没有希望了""看到别人享受着优越的生活"等偶发性的心理变化，对心力的消耗更是巨大，有时甚至导致一个人发展轨迹的完全改变。

（三）内职业生涯的发展能够为心理赋能增力

关注内职业生涯，注重促进内职业生涯的发展，既是促进

---

① 《"我荒谬地以受贿来补偿心理失衡"》，《检察日报》2018 年 2 月 27 日。

② 《落马官员忏悔录"说"出 3 种贪腐心态》，《法治日报》2017 年 1 月 1 日。

职业生涯发展和提升职业生涯的整体品质的需要，也是自我心理建设和心理赋能的需要。对个体而言，内职业生涯发展，能够使自己得到更多的心理支撑，改善心理体验，优化职业心态，使心理世界更加丰富，心理能量得到增强。同时，内职业生涯发展也让自己在外部环境变化中掌握更多的主动，并且成为促进外职业生涯发展的重要动能，使个体的价值在多元的平台上得到体现，使职业生涯得到更好的发展，提升职业生涯上的价值感、成就感和获得感。因此，促进内职业生涯发展是为心理赋能增力的有效举措。

内职业生涯发展带来工作上的胜任感。在快速的组织发展与变革面前，外职业生涯上往往会面临新形势、新任务、新挑战，知识、技能、观念的更新速度如果跟不上变革的环境，往往容易出现跟不上新的工作形势与任务的要求，表现出对工作要求或工作节奏的不能胜任，在岗位工作上产生力不从心、难以胜任的本领恐慌与焦虑体验，从而导致在工作中缺乏良好的自我体验和积极的社会评价。久而久之，还会出现在核心业务工作或重大攻坚项目中不被需要的尴尬情况，进而导致在单位或团队里缺乏存在感、融入感和成就感。总体而言，职业生涯中的获得感不仅来自职务、待遇等外在的回报，更来自对工作的胜任感、工作本身所带来的成就体验以及由此产生的积极的自我评价、组织评价和社会评价，而且后者给个体带来的心理价值更大、影响更持久，是内生动力的重要且主要的来源。

重视和促进内职业生涯的发展，对工作所需业务知识与技能进行不断的学习与提升，保持学习的热情和持续学习的状态，不仅能够使个体在学习中不断充实和提升自我，也能够使个体的应变能力和创新能力得到切实增强，进而带来工作上的胜任感。以内职业生涯为支撑的工作会使个体产生更加充沛的职业内驱力，在工作中更多地体验到全身心投入的心流状态，体验到被团队、组织或工作对象需要的价值感，体验到工作本身所带来的成就感和价值感。而且，当内职业生涯发展得足够好时，外职业生涯往往也会伴随发展，或者即便没有得到更高水平的发展，也能够在当前的职业生涯状态下产生积极的自我体验，从而提高个体和外职业生涯的融洽度，避免或减少因内职业生涯匮乏或滞后、外职业生涯发展停滞而导致的冲突感或失落感。

内职业生涯发展能够突破外职业生涯发展的限制感，增加对职业和自我的掌控感。个体在自身的外职业生涯发展上几乎是没有决定权的。职务、待遇等外职业生涯诸因素的获得，受组织发展、领导偏好、职级职数等多种外部环境因素的制约，很多时候是难以掌控的，这也让很多人在谈及职业生涯规划时往往会有无奈感，甚至有人认为职业生涯规划就是个伪命题，因为职业生涯里的很多东西并不能如规划的预期一样到来。外职业生涯的发展确实容易让人缺乏控制感，但内职业生涯却是可以通过自我规划、管理实现持续发展和不断增值的。对各级干部而言，主动进行内职业生涯的规划，通过各种途径加强学习和自我修养，促进内职业生涯不断向更高水平发展，成为某一领域的行家里手，工作上更加得心应手，掌控感会提升。同时，自身的影响力和辐射力也会随之扩大，使自己的职业生涯不仅仅囿于岗位、单位、年龄等因素，从而让自身价值在更大范围、更多领域得到更充分的体现。在这方面有很多案例值得学习借鉴。

比如，大家所熟知的故宫博物院原院长单霁翔就是内职业生涯发展的一个生动案例。2019 年 4 月 8 日，65 岁的单霁翔退休，在担任了 7 年之久的故宫博物院院长的岗位上结束了外职业生涯，但是退休的次日，他便被聘为创意宁波顾问；一个月后，他又被聘为故宫学院院长——有了内职业生涯做保障，外职业生涯上突破了年龄、平台的限制。

中国肝胆外科之父、中国科学院院士、全国最高科学技术奖得主吴孟超，在肝脏的方寸之地破译生命密码，更是让自己的外职业生涯寿命保持了 75 年，在 96 岁时仍坚持每周做三次手术。他以白求恩作为自己心中的标杆与偶像。几十年里，他处处以白求恩为榜样，不断完善自己，以实现自己人格的超越。他认为医生至少要具备三种精神，即"无欲无求的献身精神，治病救人的服务精神，求是求实的科学精神"。他也曾经说，"如果能给后人留下一个事业，留下一种精神，我才会感到真正的富有和欣慰"。所有这些都反映出他在内职业生涯上的孜孜以求，内职业生涯上的丰厚积淀给了他充沛的内在动力支撑，创造了外职业生涯上的一段传奇。

内职业生涯发展带来对职业本身以及自我的认同感。人们之所以如此在意外职业生涯，不可忽视的一点是希望通过外职业生涯的"成就"获得更多的社会认同。而人们所在意的社会认同实际上也是社会比较的一种结果，是在与周围参照群体比较中获得想要的认同。因此，社会认同是一种比较级的概念，是以外在参照系为标尺的，具有多样性、多变性以及不可控性等特点，往往是这山望着那山高，很难达到自己想要的理想水平。很多人在外职业生涯上努力追逐和不断付出，以追求社会认同，最后却变成了疲于奔命，还换不来自己想要的认可或回报，导致心力消耗巨大。事实上，个体的价值应该是社会认同与自我认同的有机统一。自我认同是以内在参照系统为基础的，是个体在面对社会比较和社会评价时保持自信从容的重要前提。内职业生涯是支撑个体自我认同的重要内在动因，内职业生涯发展得好，会在所从事的职业本身获得充沛的动力和源源不断的自我满足感，而这份动力和满足感会进一步巩固自我认同感，并且让自己在某个领域逐步取得被社会认可的成就，让个体获得更优的价值体验，并且获得更高的社会认同度。

伟大的科学家爱因斯坦曾经有机会成为一名政治家——作为最优秀的犹太人的代表，以色列看中了他的盛名和威望，1952 年以色列通过驻美国的大使以及古里安总理亲自发电报，邀请他担任以色列的第二任总统。然而，爱因斯坦思虑再三之后，最终在报纸上发表声明，正式谢绝出任以色列总统。在他看来，"方程对我更重要些，因为政治是为当前，而方程却是一种永恒的东西"。可见，内职业生涯发展得好，自我认可度高，往往不依赖外在的社会认可，也能内心充盈。真正关注和促进内职业生涯发展，往往能够使自身与职业中的和谐度提升，获得更多源自内在的乐趣和幸福，使自己在复杂多变的外部职业环境中获得更多主动权。

内职业生涯发展能够减少或避免不必要的心理冲突，促进心理世界的富足。外职业生涯发展的欲求过多而又得不到，是职场心理冲突的重要来源。处于心理冲突之中时，很容易再次陷入外职业生涯的不如意的纠结而难以自拔，进而加剧心理冲突，导致整个职业生涯的发展一步步失控。加强学习，建构高质量的内职业生涯，避免陷入少知而迷、不知而盲、无知而乱的困境，专业上的胜任感、职业上的掌控感、自我价值感等的增强，都会促进个体对自己的工作和生活更加全情的投入，自觉过滤或减少不必要的干扰，使心理冲突发生的概率降低。与此同时，由学习所促进的内职业生涯的发展，还会有助于丰富工作与生活体验、丰富人际关系体验、丰富对形形色色的"问题"的理解等，从而促进心态的平和与优化，促进主客观世界的和谐发展。内职业生涯的发展还对个体的心理健康具有积极的建构和促进作用，内职业生涯还涉及个体对自我的认识、了解、目标设计以及愿望达成的全部心理过程，对于深入分析自我、认识自我有很大的促进作用，也是个体从精神、健康以及人生态度上不断反思的过程，这个过程会让自我的整合度得到提升，使个体的心理健康度得到改善，有助于促进个体形成更加积极乐观的生活态度，并促进个性的发展完善。

四、用内职业生涯发展促进更高水平的领导力

领导有力，首要的是心有力。心力是领导力的重要支撑，心力与能力的融合才能实现更高水平的领导力，而内职业生涯是心力的重要来源，因此，内职业生涯的发展在促进领导力的提升方面也发挥着重要的作用。概括而言，这种促进作用主要体现在自我领导和领导他人两个方面。

内职业生涯发展有助于提升自我领导的能力。《人民日报》曾刊发一篇题为"练就百毒不侵的硬功夫"的文章，文中提到，"在一些贪官悔过书中，经常会看到这样的说法：'曾经一心为公，两袖清风，但是随着职务晋升，政务繁忙，放松了学

习，导致在贪腐的路上越走越远．'"① 无独有偶，《群众》杂志也刊发过一篇文章，并谈到类似的观点，"在一些贪官的'忏悔录'中，你会发现他们在总结自己的腐败原因时，除了多种多样、形形色色的个人因素之外，几乎都提到了一个共同的诱因，那就是'不注重看书学习'"②。从贪腐案例的发生来看，忙于公务、放松了学习，成为自我领导失败的重要诱因，这是一个值得关注和深入思考的现象。没有持续发展的内职业生涯做支撑，领导干部有时候很容易迷失在外职业生涯中——事务性工作多了，理论学习少了；"领导"身份认同多了，党员角色意识淡化了；权力欲强了，宗旨意识、纪律和规矩意识弱了；习惯了发号施令，忽略了自我约束和接受监督……

习近平总书记曾指出："一个人能否廉洁自律，最大的诱惑是自己，最难战胜的敌人也是自己。一个人战胜不了自己，制度设计得再缜密，也会'法令滋彰，盗贼多有'……古人讲：'君子为政之道，以修身为本。'中国传统文化历来把自律看作做人、做事、做官的基础和根本。《论语》中就说，要'修己以敬'、'修己以安人'、'修己以安百姓'。古人所推崇的修身齐家、治国平天下，修身是第一位的。我们共产党人更应该强化自我修炼、自我约束、自我塑造，在廉洁自律上作出表率。"③ 习近平总书记所强调的修身理念，落到实处就是促进内职业生涯的发展。

就干部个体而言，理论素养、党性修养、理想信念、宗旨

---

① 陈垂培：《练就百毒不侵的硬功夫》，《人民日报》2018 年 8 月 24 日。
② 侯天柱：《只因曾读数行书》，《群众》2019 年第 11 期。
③ 中共中央纪律检查委员会、中共中央文献研究室：《习近平关于党风廉政建设和反腐败斗争论述摘编》，中央文献出版社 2015 年版，第 28 页。

意识、纪律意识和规矩意识等都是内职业生涯的重要构成部分。在上述方面持续学深悟透，不断提高政治素养，有助于提高以政治胜任力为内源性保障的政治能力；有助于提高以党员角色意识为纽带的不断自我提醒与自我约束能力；有助于促进以情感认同和态度内化为核心的从政心态的优化；有助于将追求进步的个人初心与中国共产党的初心使命对接起来。

业务知识、岗位技能、职业态度等也是内职业生涯的重要构成部分。对上述方面持续学习和深入研究，不断提高职业素养，有助于增强岗位工作所需要的各种本领，避免或克服本领恐慌；有助于不断提高岗位胜任力，增强驾驭岗位工作的能力；有助于在职业活动中得到更多的成就感和认同感，体验到更多的职业幸福感。胜任感、愉悦感、幸福感、满足感等来自工作本身的回馈是内生动力的重要来源，其激励的效果往往比外在的物质激励更深刻、更持久。

健康的生活情趣、丰富的精神生活、和谐的心理世界等也是内职业生涯发展的重要内容，并且也是内职业生涯高质量发展成效的体现。在上述方面持续加强自身修养，不断提高综合素养，有助于促进心理活动质量的提升，改善整体的思想状态，提高个体内心世界与外部世界的和谐度，减少冲突感，使自己有更充沛的心理能量来抵御环境中的诱惑、防范化解环境中的风险和挑战。

此外，内职业生涯发展还有利于提高自我认知水平，促进各级干部更好地认识自己的个性特征、优势与局限，有利于更好地进行自我整合，促进个性的发展完善。按照老子"自知者明、自胜者强"的观点，自我认知水平的提高也有助于更好地实现自我领导。

可见，内职业生涯的发展能够防止因外职业生涯上的诱惑而导致的迷失，确保自身发展正确的政治方向，获得更持久的内生动力以及更大的心理满足，增强驾驭外部环境的心理能量，提高自我认知与自我管理能力等，从而在多方面促进更高水平的自我领导能力的提升。

内职业生涯的发展有助于提高领导他人的能力。领导力的本质是影响力，是领导者与追随者之间的相互影响。这一相互影响过程，实质上是领导者与追随者的心理交互影响过程。在此过程中，领导者的认知态度、思维观念、情绪情感、性格特质等都深刻影响着与追随者的互动，尤其影响着追随者的心理体验、认知评价和行为遵从度，从而决定了领导者影响力的实际发挥程度。社会心理学理论认为，每个人对于周围人都是一个"影响源"，一个积极强大的"影响源"会像磁石一样吸引周围的人，产生强大的"磁场效应"，必然有一种"凝聚力"和"向心力"，这就表现为一种领导力。因此，提升领导力就是要推动领导者成为具有魅力、亲和力、感召力的"影响源"。这种"影响源"是由内而外的，即以内职业生涯为支撑的。领导者的影响力既来自于岗位赋予的硬权力，更来自于以人格魅力为核心的软权力。从这个角度看，成为"影响源"是一个不断学习、不断提高、不断培养自己的人格魅力的过程，即不断促进内职业生涯发展的过程。

领导力主要体现在决策和用人上。内职业生涯的发展对这两项基本职能都具有重要的促进作用。

从决策的角度看，内职业生涯发展得好的领导者更能够提高决策的科学化水平。领导工作千头万绪，领导者经常需要根据有限的信息作出决策，并且要对决策的结果负责。领导者要正确决策、敢于决策、果断决策，内职业生涯的支撑作用必不可少。内职业生涯发展水平高的领导者，经验丰富、思维开阔、灵活性好、认知能力强、成就动机高，能够迅速汇总各方面信息，进行加工分析；愿意听取他人的建设性意见，进而从多个备选方案中择优选择，及时拍板决策；对自己的决策结果有信心，能够迅速采取行动推动执行，并且愿意对决策的结果负责。而且，内职业生涯发展水平高的领导者还富有进取和冒险精神，愿意不断为组织提出挑战性的目标，带领组织实现持续性的发展。由于有高水平的内职业生涯做保障，他们往往还能够避免盲目乐观的决策和决策后的一味蛮干。此外，内职业生涯发展带来更强的自我认知能力，也使得领导者对自己的优势和局限有非常清楚的认识，有很强的自知之明，摆正自己的位置，不会进行盲目的攀比，从而使决策更加符合本地区或本单位的实际，使最终决策经得起考验，并最终转化为更好的成果。

从用人的角度看，内职业生涯发展得好的领导者更善于识人用人，也更愿意培养人。内职业生涯发展得好的领导者更能关注追随者的心理因素，把握追随者的个性心理特点，准确识人用人；把握追随者的心理动态，结合领导情境的变化，及时调整领导策略，及时总结和探究领导行为规律；关注追随者心理工作环境的培育和优化，让追随者在支持性的工作氛围下愉快地工作，关注和增强追随者的存在感、价值感和自豪感，从而更好地影响和激励追随者，调动追随者的工作热情，激发内生动力。

同时，内职业生涯发展得好的领导者，往往愿意关心和支持下属的发展。他们不担心别人成长和发展起来了会威胁到自己，相反，会将下属的成长和发展视为自己能力的体现和工作的成果。因此，他们会为下属的成长创造条件，在工作中给下属充分授权，让下属在独立担当中不断获得成长；他们会为下属的成功感到自豪，而不是嫉妒他们，或将下属的成就归于自己；他们会为下属的发展提供平台，让下属充分展示自己的能力与才华，帮助下属自我实现的同时，也为组织培养大批优秀人才。

他们更懂得使用下属，尤其是愿意并善于向下属传授方法、充分授权，用必要的知识、技能、能力和动力武装下属，在必要的时候给下属提供指导或辅助性的支持，这样做不仅帮助下属不断成长和获得成就，也促使下属将成绩归结于自身的、持久性的和普遍性的原因，从而持续激发下属的成就动机和干事创业的热情。

五、在守初心中不断激发和释放心理动能

不忘初心、牢记使命是新时代加强党的建设的永恒课题，也是全体党员、干部的终身课题。党员、干部只有准确理解初心、涵养初心、守住初心，并且在岗位实践中践行党的初心，才能更好地担负起新时代的历史使命，并且在全党、全社会汇聚成创新创造、砥砺前进的磅礴力量。为此，各级党员、干部在"不忘初心、牢记使命"主题教育的学习中，应该认真学习领会初心的丰富内涵和重大意义，将个人的初心与党的初心更好地对接和融合，从而使个人的成长进步与党和国家的事业发展同频共振、协同发展。

（一）初心是心理活动的产物，对个体具有极其重要的心理价值

对初心的理解，要先从初心的出处说起。"初心"，最早源自于《华严经》："三世一切诸如来，靡不护念初发心。""不忘初心"一词，目前已知最早出自唐代白居易《画弥勒上生帧记》："所以表不忘初心，而必果本愿也。"意思是说时时不忘记最初的发心，最终一定能实现其本来的愿望。可见，初心是一种积极的、思想性的力量，它能够帮助人在面对挑战、挫折或诱惑时，仍然坚持按照既定方向并持续行动。另外，初心，又称初发心，其关键在"发"，根本在"心"。因此，从心理学的角度看，初心也是一种心理活动的产物，初心一旦形成，便会成为一种重要的内在力量，对个体的心理和行为起到关键的导向和调节作用。

初心是"发动机"，是激发和推动个体持续行动的精神力量。心理学中的动机理论认为，动机是激发和维持个体的行动，并将行动导向某一目标的心理倾向或内部驱力。作为一种动机，初心是一种积极向上的精神力量，是个体内在的"发动机"。初心一旦产生，便使人心有所想、心有所向，激发出人的目标感、方向感以及行动的意愿，为个体的思维、情感和行为方面提供持续的、有方向性的内部动力，激发出强烈的成就动机，使人能够积极上进、奋发有为，不惧困难和挑战。从动机的角度看，初心的价值不仅在于回答了"为什么出发"的问题，更重要的是还回答了"到哪里去""要到的那里是什么样的"等问题。即初心不仅具有激发的功能，同时还兼具目标和愿景的引领、激励功能，从而激发并释放出强大持久的精神力

量。心理深刻影响和支配着个体的行为，有初心就能有目标、有方向，带着初心就是带着力量前行。习近平总书记反复强调，"中国共产党人的初心和使命，是激励一代代中国共产党人前赴后继、英勇奋斗的根本动力"①，这也是对初心的动机价值的经典阐释。

初心是行为的"调节器"，能够维持和调节个体行为的方向和强度。 从心理学的角度看，个体的成就动机与行为被激发后，不会自然而然地长时间保持，有时可能会停滞、偏离或脱轨，为此就需要不断地调节和修正。初心不仅是行为的触发器，同时也是行动的调节器。初心具有愿景的特性，具有引领和召唤功能，使人朝着一定的方向努力，并将自己的行为结果与既定的目标相对照，促使个体及时进行调整和修正，从而最终实现目标。初心作为一种方向性的力量，使个体的注意力更加聚焦，行动上更加专注，并且有所取舍。从实际表现上看，能够守住初心的个体，往往在进退取舍方面都能把握得很好，不断以初心为指引修正自己的行为，从而获得很好的成长和发展。但是，如果随着时间的推移，淡忘或背离了初心，前期所取得的成就往往容易葬送。一些因贪腐而落马的官员在青年时代也曾有志存高远、服务人民、感恩组织的初心，早早成为后备干部或提拔到更高级别或更重要岗位。但是因为忙碌于事务工作、习惯了"领导"身份等等，初心逐渐被淡忘，在个人发展不如意，尤其是同时面临外部的诱惑时，便很容易抛弃信

---

① 《习近平在"不忘初心，牢记使命"主题教育工作会议上强调守初心担使命找差距抓落实　确保主题教育取得扎扎实实的成效》，《人民日报》2019 年 6 月 1 日。

仰、放任自流，最终一步步背离初心、坠入深渊，令人扼腕叹息。因此，如果说初心作为一种导向性的力量，能够促进个体的快速发展；守住初心则是一种支撑性力量，确保个体长期稳健发展。

初心是"镜子"，不断照见更真实的自己，促进自我认知和自我革新。 老子在《道德经》中有云："知人者智，自知者明。胜人者有力，自胜者强。"人贵在有自知之明。心理学理论认为，自我认知对个体成长和发展而言至关重要。自我认知是个体在一定的参照系统中对自己存在的觉察，而参照系统既可以是外在的，也可以是内在的。初心即是重要的内在自我参照系统。以初心为"镜子"，可以将初始状态、当前状态以及要达到的状态进行动态的比照分析，既照见过程，又照见状态；既照见行为，又照见思想；既照见已取得的成绩，又照见仍存在的问题和不足。通过对照，深入检视自我，促进自我认识的深化，同时也为自我革新找到方向，从而让个体的自我管理能够更有针对性和更加高效。以初心为指引，促进自我认知还有助于避免或化解心理冲突，更大程度地激发个体的潜能，从而促进个人更好地发展。

（二）从个体与组织的关系看，守初心即是将个人成长融入党的事业

从个体心理活动看，守初心显然是要守住个体内在萌发的初心；从主题教育的要求看，守初心要求的是守住党的初心。个体的初心与党的初心并非天然的统一体，然而，当二者能够融合时，将具有更大的组织价值和个体价值。当个体的初心能够升华并融入党的初心时，初心才能更有力量，也才会焕发出

更强大的精神能量，使个体有更充沛的心理动能去担负使命，并且在这个过程中实现自身价值。

个体的初心与党的初心具有内在一致性，都是一种向上向善的精神力量。对一名普通的党员干部而言，对成长进步的渴望、对美好生活的向往是其初心，这份成长初心是向上向善的，是奋发有为的，而且作为一种个体内在驱动力，深刻影响着个体的价值取向、需求导向和行为选择。而"为中国人民谋幸福，为中华民族谋复兴"的党的初心同样也是向上向善、奋发有为的，而且作为一种组织内在驱动力，深刻影响着整个党组织及其成员的价值取向、需求导向以及行为选择。因此，从这个角度看，个体的初心和党的初心具有内在的一致性，是能够你中有我、我中有你的兼容关系，而非非此即彼的互斥关系。正如马克思所言，人类的幸福和我们自身的完美不应该是"敌对的，互相冲突的，一种利益必须消灭另一种的；人类的天性本来就是这样的：人们只有为同时代人的完美、为他们的幸福而工作，才能使自己也达到完美"①。个体的初心与党的初心可以也应该自然地融为一体。党的初心能够在更大范围内凝聚发展共识，汇聚筑梦力量，为党员、干部实现成长初心营造良好的外部环境和搭建优质的发展平台；党员、干部守住向上向善、奋发有为的初心，将自身的成长摆进党和国家事业发展的全局，使自己与时代同频共振，即是践行党的初心，为实现新时代党的历史使命贡献力量。

个体的初心在实践中得以不断强化，并升华和融入党的初心，进而助推个人的成长。党员、干部萌发的成长初心是否坚

---

① 《马克思恩格斯全集》第 1 卷，人民出版社 1995 年版，第 459 页。

定，以及能否成为一股强大的自我驱动力量，与情绪情感体验的强度有关，而情绪情感体验往往是在一定的实践活动中产生的。个体对所从事的实践活动的投入度越高，唤起的情绪情感体验越强烈，初心越坚定，对个体的驱动力越强，持续时间也越久，且越容易升华自我价值。共和国勋章获得者张富清面对人们对他多年"低调"十分不解的追问时曾提到，"一想起和我并肩作战的战士，有几多都不在了，比起他们来，我有什么资格拿出立功证件去显摆自己啊？"被称为"将军农民"的甘祖昌初心不改，也是因为"比起那些为革命牺牲的老战友，我的贡献太少了，组织上给我的荣誉和地位太高了！"……这些初心不改的先进典型人物的话语，都满含着强烈的情感色彩——战场上所经历的生死考验，以及由此所唤起的强烈情绪情感体验，是他们多年后仍初心不改的重要原因。对如今的党员、干部而言，虽已不需要到战场上经历生死考验，但依然有战场，岗位就是战场。将个人初心融入到自己的岗位实践，将智慧和力量倾注到急难险重的工作中去，在这个过程中可能会伴随压力、焦虑、迷茫等负性体验，但随着自己的专注和投入，自我的成就感、价值感以及对所从事工作的认同感、荣誉感、自豪感等正面体验会逐渐增多，这些正面体验将成为重要的激励力量，让自我的内心世界更加充盈和富足，让自己的初心更加坚定，同时使个人的加速成长与国家需求、时代进步同频共振、同向发力，使"小我"很自然地融入"大我"，无形中助推了个人的成长，升华了自我的价值。

个体的初心具有波动性，党的初心具有持久性，党的初心对个人的成长具有指引和修正作用。从心理学的角度看，每个人都有理想自我和现实自我，现实自我决定了个体如何选择理想自我，而理想自我又给现实自我的发展提供指导和动力。初心指向的是理想自我，是自我成长的重要动力。然而，从现实表现看，党员、干部个体的初心在萌发后并不是稳定和一成不变的，也会因时间的推移、环境的变化、角色的变换等而产生偏离、遗忘或扭曲等形式的波动。在本章开篇所提及的《人民日报》曾刊载一篇题为《最是"心力"见不凡》的文章中，提到："一些落马官员在青年时代也曾志存高远，甚至早早成为后备干部。但在个人发展道路上稍遇不如意，他们便选择抛弃信仰、放任自流，最终一步步背离初心、坠入深渊。"可见，个体的初心并不一定能够在自身的成长历程中持续发挥正向的导引作用，若要在初心的指引下持续获得成长和发展，必须时常检视初心并及时纠偏。党员、干部要明白自己的初心，坚定地走下去，而不至于停滞或迷失，同时要时常检视初心和自我修正。而党的初心作为一种社会的共同理想和愿景，是"理想自我"的最高境界，是经过长期反复的实践检验的，具有正确性、坚定性、持久性和永恒性，可以也应该成为党员、干部检视成长初心的定盘星和指南针。在党的初心的指引下，涵养好自己的初心，不断学习、领悟和实践，是党员、干部强化自我认知与自我管理能力的重要路径；在党的初心指引下，带着成长初心，不断追求更高层次的"理想自我"，持续走在向上向善、奋发有为的路上，个人初心才能成就更好的"现实自我"。

习近平总书记曾指出："只有把自己的小我融入祖国的大我、人民的大我之中，与时代同步伐、与人民共命运，才能更好实现人生价值、升华人生境界。离开了祖国需要、人民利益，任何孤芳自赏都会陷入越走越窄的狭小天地。"① 因此，初心不是狭隘的、自私的，初心也不是冷漠的、无我的，初心是将个人的追求进步和发展的朴实愿望融入党和国家事业发展的大局和生动实践，把对自己负责和对党和国家事业的尽责有机地统一起来，最终体现在岗位上、体现在个人行动上，使向上向善的精神力量在组织中得以汇聚，在融入"大我"中升华和成就"小我"。

各级党员、干部在"不忘初心、牢记使命"主题教育的学习和实践中，需要认识到，正确理解初心是守初心的前提，不断践行初心才能从初心中汲取力量，获得源源不断的心理动能，从而在担使命的岗位实践中获得更好的个人成长与发展。

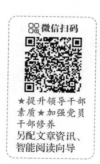

---

① 习近平：《在纪念五四运动100周年大会上的讲话》，新华网，2019年4月30日。

第六章

增强心理活力的
心理训练技术

在压力与健康领域研究颇有建树的心理学家艾伦·安东诺维斯基（Aaron Antonovsky）提出，"健康不是不生病，而是指个人能保持一致感（感到生活是可理解的、可控制的、富有意义的），并能应对自身的改变以及环境的变化"。可见，保持以变应变的心理灵活性对维护身心健康的重大意义。心理灵活性的关键在于不断进行心理的保健与自主调节，加强心理训练是维护身心健康的重要实现手段，也是适应内外部环境变化的必然要求，是各级干部在变革时代应该保有的意识和能力。除了前文所述及的增强心理灵活性的途径与方法外，这里再介绍一些实用的心理训练技术，以帮助各级干部增强心理适应和心理调节能力，提高心理弹性，从而达到不断增强心理灵活性的目的。

一、在变革中加强心理训练的成功案例

加州公务员退休基金（The California Public Employees' Retirement System，简称"CalPERS"）是美国资产规模最大的公共退休基金，为160多万加州公务员、退休人员及其家庭管理养老金和健康医疗金。

为适应信息服务业市场的变化，加州公务员退休基金信息服务部门发起了一场深刻的变革。由于原有技术已不再适用于新情况，部门要从原有技术转向新技术，要求所有员工学习新技能，这是一个相当大的挑战。变革带来了很大的压力，同时部门领导又有变动，部门内开始出现人心涣散，错误认识与信息的误传非常普遍。许多员工出现愤怒、焦虑、怨恨情绪。压力及其负面影响就像一种"情绪病毒"，使部门不能以很好的姿态接受变革、适应新的领导风格与技术方向。

　　为更好地应对因变革而带来的压力，促进变革的顺利推进，加州公务员退休基金对信息技术服务部门 54 名员工及变革管理小组与人力资源部的部分成员进行了一个为期 6 周的内在品质管理培训。受训员工在这段时间内学习、使用内在品质管理工具与技术以应对组织变革中的问题、挑战与机遇。

　　在这个过程中，同时用心理量表来测量培训前后员工的压力、情绪与组织效力的变化情况，并将测量结果与对照组 64 名等待接受培训的员工进行比较。

　　结果发现，与没有接受培训的对照组员工相比，经过 6 周内在品质管理培训后，学习了相关工具和技术的员工的愤怒、焦虑、苦恼、抑郁、悲伤、疲劳与身体压力症状都减少了。同时，与对照组员工相比，受训员工的生产力、目标清晰度、平和心态与活力都明显提高。研究结果显示内在品质管理培训能提高员工落实组织调整的能力、减少阻力与摩擦。

　　员工在学习与应用内在品质管理技术 6 周后消极情绪、积极情绪、身体压力症状与组织效力的变化比例，见图 6-1。将训练组（人数 = 54，黑色部分）与未受训员工对照组（人数 = 64，白色部分）进行比较。星号显示在基线校正后，两组数据原始平均分存在明显差距。

　　培训完成后，在距离首次测量 7 周后，跟对照组相比，训练组员工的压力与消极情绪明显减少，积极情绪与组织效力明显提高。培训后几项指标的降低幅度为：愤怒（20%）、苦恼（21%）、抑郁（26%）、悲伤（22%）、疲劳（24%），另一些指标的上升幅度为：平和心态（23%）、活力（10%）。同时，

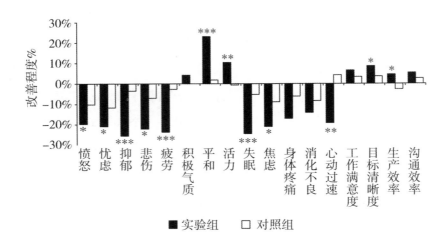

图 6 - 1 内在品质管理培训后的效果对比图

压力症状也得到缓解：焦虑（21%）、失眠（24%）、心跳过速（19%）。组织环境品质测评显示几项指标显著提高：目标清晰度（9%）、生产力（4%）。因为在变革过程中个人要面对重大的组织与情绪上的挑战，而他们能在这么短的时间内通过培训改善心理反应，可见内在品质管理技术是非常有效的。

实验结果表明，通过促进员工对心智与情感混乱状态的自我管理，能提高员工排遣来自个人与组织层面压力的能力。该信息技术服务部向研究人员提交的定性报告显示：员工取得的进步是持久的，使得整个变革的落实过程变得更有效、和谐。①

提供内在品质管理培训的是美国心脏数理研究院（Institute of HeartMath，简称 IHM）。美国心脏数理研究院是位于美国加州的一个非盈利性的科研机构，其在心脏数理方面的研究走在

---

① Bob Barrios - Choplin, PhD, Rollin McCraty, PhD, Joseph Sundram, MEd and Mike Atkinson. *The effect of employee self - management training on personal and organizational quality. HeartMath Research Center, Institute of HeartMath, Publication* No. 99 - 083. Boulder Creek, CA, 1999.

国际最前沿。2001 年秋天，该机构发布了他们最重要的研究成果：人类能够通过仪器了解自己的压力和情绪状态，并通过自主调节，改变自身的心脏节律，从而改善心理健康，这就是国际前沿的 HRV 协调技术。该项研究汇集了美国顶尖的心理学家、医学家、教育学家、神经心理学家、物理学家和社会学家的经验与智慧，经过十多年的研究、五年的技术使用和测试，最终找到了可以测量并调节心理状态的实用技术。该技术能够对个体的心理状态进行准确的测评，并且可以显著改善压力与情绪状态，增强心理适应与心理调节能力，在高压力、快节奏工作状态的职场人群的自我调节方面具有较强的适用性。

二、增强心理活力的 HRV 协调技术

美国心脏数理研究院经过长期的深入研究，通过不同的生理或心理指标实验发现，心率变异性能够最为客观和动态地反映人的情绪变化、疲劳程度以及应激状态下的心理变化，旨在调节心率变异性的 HRV 协调技术能够帮助个体显著地缓解压力、改善情绪、提高心理活力和调节生理平衡。

（一）心率变异性与心理适应力

HRV 协调技术的命名是源于心率变异性的英文缩写。所谓心率变异性（Heart Rate Variability，简称 HRV），是指心率节奏快慢随时间所发生的变化。每一次心跳的时间间隔对应了人的即时心率（如图 6 - 2 所示），它并非一成不变，而是随着人的呼吸、血压、荷尔蒙甚至情绪的变化不断起伏。这种起伏实际

上是受人体的自主神经系统所控制。由于心率变异性通过自主神经系统和人体所有关键的器官和功能建立了紧密的联系，所以它能够成为整个人体的健康状况和运作效率的一面镜子。

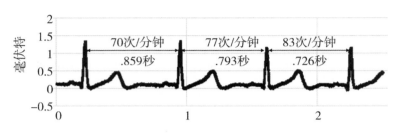

图 6-2　2.5 秒内的心跳数据示意图

正常人的心脏并不是如大多数人设想的那样按照恒定的节律跳动，就心跳之间的间期而言，心脏跳动还是有些细微的不规则。换句话说，每次心跳之间的间期都有细微的差异。这是正常的，这表示有机体（也就是心脏）正在不断地受到外在的或内在的刺激的影响，对于这些影响心脏必须以适当的方式来回应。因此，例如由身体的或精神的紧张引发的压力就会引起心脏的一种自我调整反应。这在体征上可以表现为心率增加，或者更加微妙地表现为心率变异性的降低。而每次心跳之间的间期变化范围就是所谓的心率变异性。

最新的科学研究证明，心率变异性是一个非常重要的指标，通过它能够了解人体很多方面的信息，包括健康状况、情绪变化甚至工作和学习的状态，尤其是能够最为客观和动态地反映人的情绪变化、疲劳程度以及应激状态下的心理变化，是反映生理弹性和行为弹性的重要指标。

通过对心率变异性的分析可以探索生理、心理、情绪和行为过程的动态互动关系，这是因为思维和情绪（包括微妙的情绪）影响自主神经系统的活动和平衡；自主神经系统和消化、心血管、免疫及激素等系统相互作用；消极心理反应会导致自主神经系统的混乱失调；正面情绪情感体验（如快乐等）能促进自主神经系统的有序平衡，从而提升激素和免疫系统的平衡性以及大脑的效率。

心率变异性越高，心脏就能够越快越灵活地适应外部和内部的影响，有机体对环境的反应就越好。心率变异性低表示适应能力低，并可能反映出比较明显的健康风险，例如心血管系统疾病、免疫系统疾病、精神疾病、神经病等等。心率变异性同发热这个指标是一致的：各种各样的疾病可以表现为发热，并伴有心率变异性的降低。然而，许多可能的病因会导致这两个指标同时改变。

总之，心率变异性是反映生理弹性和行为弹性的重要指标，能反映个人有效应对压力、适应环境的能力。显然，心率如果太不稳定，就不利于生理功能的正常发挥，但如果变化太小，也可能是病理反应。机体主要调节系统的变化幅度只有处于最佳状态，才能以健康的方式发挥其功能，具备内在的弹性与适应性。

心率的正常变化取决于交感神经系统、副交感神经系统的相互作用，这两个分支系统通过神经、机械、体液和其他的生理机制平衡地发挥作用，使得心血管的各项参数都处于最佳范围内，心脏由此才能根据内外界条件的改变做出适当的反应。对于健康人来说，任一给定时间的心率是其副交感神经和交感神经共同作用的结果，前者对心率起减速作用，后者则起加速的作用。

心率的改变不仅仅影响心脏，也会影响我们的感受，以及大脑在决策、解决问题、创新等方面加工信息的能力。因此，心率变异性研究应该说是非常有用的，研究方法客观且对人体没有侵害，可以借以探索生理、心理、情绪和行为过程的动态互动关系。

（二）心脑互动理论

心脏与大脑之间存在神经交流通路。心脏内在神经系统由神经节（包含几种局部回路神经元）和感觉神经突（遍布整个心脏）组成。心内神经节对来自外部神经系统和心内感觉神经突的信息进行处理和综合。心外神经节位于胸腔内，与肺、食道等器官直接相联，并通过脊髓与其他许多器官（如皮肤、动脉等）间接相联。副交感神经的传入信息（传入大脑）在经过结状神经节后，从副交感神经传至延髓，完成由心到脑的信息传递。交感传入神经首先跟心外神经节（也是信息处理中心）相联，然后是背根神经节和脊髓。经过延髓，传入信号会传至皮层下区域（如丘脑、杏仁体等），最后传至大脑皮质。

心脑交流显著影响我们感知与回应外界的方式。美国心理学家怀特·坎农提出，伴随情绪变化会出现心率、血压、呼吸和消化等方面的生理变化。在坎农看来，当人们被环境刺激"唤起"的时候，神经系统中负责"动员"的部分（交感神经）激发出战斗或逃跑反应；而在安静不动的时候，神经系统中起镇定作用的部分（副交感神经）能使我们冷静下来。坎农的假设是：自主神经系统及所有生理反应都和大脑对特定刺激的反应相一致。根据他的假设，当我们被"唤起"时，我们内部系统都一起被武装起来；而当我们休息时，内部系统又一起冷静下来。在这背后，大脑是整个过程的控制中心。

随着研究的进一步推进，他们发现心脏似乎有它自己的独特逻辑，经常会背离自主神经系统的指示。心脏似乎在向大脑传递有用的信息，对于来自心脏的信息，大脑不仅能理解，而且还会遵从。很快，神经生理学家发现了一种神经通路，心脏能通过这一神经通路向大脑传递信息，"禁止"或"促进"脑电活动。有证据表明，心脏和神经系统并不全如坎农所言，仅仅简单遵循大脑的指示。

1991 年，心脏神经学的一位先驱人物 J. Andrew Armour 博士在大量研究的基础上引进了功能性"心内大脑"的概念。他的研究显示，心脏拥有非常复杂的内在神经系统，堪称心内"大脑"。心内"大脑"是一个由不同种类的神经元、神经递质、蛋白质和辅助细胞（跟头部大脑类似）组成的复杂网络。精细的电路使得心内"大脑"能独立于头部大脑发挥作用——有学习、记忆，甚至感知的功能。

大量试验结果证明，心脏发送给大脑的信息会深刻地影响我们的知觉、智力思维过程、情感状态与行为表现。我们的研究显示，心脏把跟情绪状态相关的信息（可从心率变异性分析中得到体现）传递给脑干（延髓）的心脏中枢，又经由脑干传递至丘脑的髓板内核与杏仁核，这些区域直接跟额叶底部相联，而额叶是进行决策、综合理智与情感的关键部位。髓板内核把信号发送给大脑皮质的其他区域，促使皮质活动的同步化。这就是心跳节律改变脑波从而改变大脑功能的路径和机制。

研究显示，心脏的传入神经信号直接影响由杏仁核与相关核体组成的大脑情绪处理中枢。杏仁核是大脑的重要中枢，在面对环境威胁时，能协调身体在行为、免疫和神经内分泌等方面的反应。它同时也是大脑内储存情绪记忆的仓库。在对环境进行评估时，杏仁核将传入的情感信号与已存储的情感记忆进行比较，对传入信息的危险水平做出即时的断定。因为它跟下丘脑和其他自主神经系统中枢存在广泛的联系，它能"劫持"神经通路，在大脑的更高级中枢接收到感觉信号之前直接启动自主神经系统和情绪反应。

心脑互动关系中，当环境刺激发生时，大脑当中的杏仁核（情绪脑）会首先反应，接着是自主神经系统启动，进而影响到心脏跳动的节律，使心率变异性发生改变。

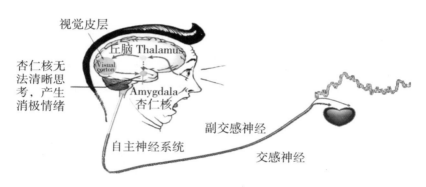

图6-3　消极事件刺激引发心率不协调

环境中发生消极事件刺激时，信息经丘脑传递杏仁核，杏仁核触发消极情绪反应。当消极情绪反应被唤起时，会刺激自主神经系统的反应，此时交感神经系统会占主导，副交感神经系统被抑制，进而引发心率不协调，造成信息无法回传到大脑皮质，抑制大脑正常思考，造成心理陷入应激反应状态，缺乏灵活性和弹性。

当环境中发生积极事件时，信息除了经丘脑传递给杏仁核以外，还上传到大脑皮质，大脑的高级思维判断功能得以运作，此时自主神经系统按照既有的平衡节律运转，心脏跳动的节律也是协调的，使心理的灵活性得以保持。

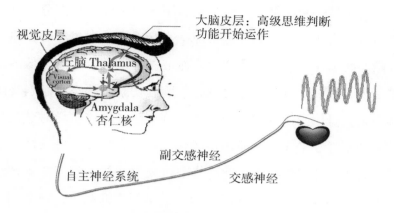

图6-4　积极事件下的心率协调反应

这里专门对自主神经系统进行一个必要的说明。

自主神经系统也称为植物神经系统，因为具有不受意志支配的自主活动的特性而得名。很多人可能都会有过这样的体验，比如进入面试考场之前的紧张反应——心跳加速、口干舌燥、手心冒汗、面部表情僵硬等等，即便自己不断试图克制，也跟自己说"不要紧张，不要紧张！"但还是控制不住这一系列的生理反应，直到面试结束才能平复下来。这其实就是自主神经在支配，也是大脑控制不了自主神经的很好的佐证。

自主神经系统主要管理不经过思考或有意识控制的过程，如呼吸、心跳、消化等，人体90%以上的身心活动靠自主神经系统调控。自主神经系统的主要任务之一是告诉身体为适应环境需要而加速或减速。比如，在天气炎热的时候，人体会很自然地产生排汗（减速反应），而在寒冷的时候则会发抖（加速反应），大脑完全不用思考，当然也几乎控制不了这种反应。自主神经系统支配身体根据环境需要而进行加速或减速反应的目的是为了维护生理平衡，比如排汗或发抖是为了保持体温处于正常水平。

自主神经系统包括交感神经和副交感神经两个部分。交感神经负责身体的紧张和加速反应，当交感神经占主导时，往往伴随心跳加速、呼吸节奏变快、血液循环不佳、免疫力低、食欲不振、睡眠质量差，此时身心一般处在紧张状态；而副交感神经负责身体的休息和消化反应，副交感神经占主导时，往往伴随的是呼吸平缓、血液循环顺畅、免疫力提高、胃肠蠕动活跃、易入眠并保持熟睡，此时身心也处于放松状态。交感神经与副交感神经彼此是相互配合的，也是相互抑制的，一个起作用，另外一个就处于抑制状态。健康的身体状态下，交感神经与副交感神经可以实现动态合作，达到稳定与平衡。当处于压力情境之下，尤其是情绪脑过度亢奋时，交感神经往往就被激活，并且进入紧张的应激状态；压力事件解除，副交感神经才能兴奋得起来，此时才能进入休息状态。

在变革时代关注日常的心理训练，就是因为压力事件会比较多的出现，而自然的休息的状态则比较缺乏，久了以后往往容易导致自主神经系统的功能紊乱，进而影响到生理弹性和心理弹性。

所谓自主神经系统功能紊乱主要多发情况为交感神经过度亢奋，副交感神经持续受抑制，导致交感神经与副交感神经的功能失衡。自主神经功能失调是神经功能出现紊乱，不是一个单纯的症状，是一组心身疾病：精神易疲劳表现为负性联想增多、大脑活力减退、体力衰弱、难以消除的疲惫感等；情绪症状表现为烦躁、焦虑、情绪不稳、多虑、多疑、多怒、紧张恐惧、坐立不安、心神不定等；睡眠障碍主要表现为失眠、多梦、容易疲劳、精神不振、记忆减退、注意力不集中、思维反应迟钝等；身体感受上往往伴随胸闷、憋气、心慌、姿势性低血压、食欲不振、胃胀、消化不良、便秘、头痛头晕、生理周期失调、性功能障碍等，而且还会出现各种无器质性病变的躯体化不适，即临床上检查不出问题，但确实存在明显的症状体验。

自主神经系统与免疫系统、内分泌系统关系紧密。自主神经系统功能紊乱，往往会影响到免疫系统，并进一步影响到内分泌系统。所以自主神经系统的功能状态直接决定着生理健康度，同时自主神经系统的平衡度也深刻影响着心理的弹性，即心理状态能否从环境刺激中及时恢复过来。因此，改善自主神经系统的功能状态是重要的生理、心理调节的路径，而美国心脏数理研究院研发的 HRV 协调技术则是非常有效且实用的方法。

关于自主神经系统是否平衡，可以参照下面的《自我测评：自主神经症状检查表》进行自我评测。

自我测评：自主神经症状检查表

说明：自主神经症状检查表测查的是自主神经失调的可能性。请认真阅读下面两个检查表题目的描述，如果自己身上有相应的情况，请打"√"。不论是哪一份检查表，若打"√"的项目超过 10 个，就代表要注意自主神经失调方面的问题了。出现的"√"越多，罹患自主神经失调的可能性越高。

测评 1 躯体症状检查表

编号	现象	√
1	经常耳鸣	
2	胸腔或心脏附近，会出现绞痛感	
3	胸腔或心脏附近，会出现压迫感	
4	常有心悸的感觉	
5	有心跳速度加快的情况	
6	常觉得呼吸困难	
7	比别人更容易气喘	
8	即使坐着，也偶尔会有气喘的情况出现	
9	在气温炎热的夏天，也会出现手脚冰冷的情况	
10	手脚指间有变紫的情形	
11	经常感到食欲不振	
12	经常有呕吐感，或者有呕吐的现象	
13	胃部的健康状态不佳，对此感到困扰	
14	有消化不良的毛病，对此感到困扰	
15	胃部健康状态差，时常感到不舒服	
16	进食或者空腹时，胃会痛	
17	经常腹泻	
18	经常便秘	
19	肩膀或颈部酸痛	
20	脚酸痛	
21	手臂酸痛	
22	皮肤非常敏感，容易出问题	
23	脸部有严重的潮红现象	
24	即便在温度不高的冬天，也会流很多汗	

（续表）

编号	现象	√
25	皮肤经常出现荨麻疹	
26	常有严重的头痛	
27	常有头重、疼痛的情况，且会影响情绪	
28	身体会突然一阵冷、一阵热	
29	常出现严重的目眩	
30	曾经有快要晕倒的感觉	
31	有两次以上晕倒的经历	
32	身体某个部位有麻痹或疼痛感	
33	手脚会出现发抖的情况	
34	身体会突然发热出汗	
35	经常觉得疲惫不堪	
36	夏天的时候，很容易觉得倦怠	
37	工作时会疲惫不堪	
38	经过一整夜睡眠，早上起床后依然觉得累	
39	稍微工作，就感到疲倦	
40	疲劳到无法进食	
41	气候一转变，身体状况就会改变	
42	有医生告诉过你，你是敏感体质	
43	容易晕车、晕船、晕机等	
评测结果："√"的数目是（　　）个		

测评2　精神症状检查表

编号	现象	√
1	在考试或面试时，会流汗发抖	
2	与上级或长辈接近时，会因紧张而发抖	

（续表）

编号	现象	√
3	在上级或长辈面前，无法正常表现或工作	
4	需要在短时间内处理好的事情，让你感到头脑混乱	
5	稍微迅速办事，就很容易出错	
6	常听错指令或命令	
7	陌生的人、陌生的环境会让你感到不安	
8	身旁没有熟人时，会觉得不安	
9	经常做决定时犹豫不决	
10	身边常需要有商量的对象	
11	总觉得别人认为自己不灵活	
12	觉得在外面用餐很痛苦	
13	出席聚会，常感到孤独且沮丧	
14	经常觉得自己不行，且因此感到忧郁	
15	经常哭泣	
16	常觉得悲哀，心情无法开朗	
17	认为人生没有希望	
18	有时候会有自杀的念头	
19	经常闷闷不乐	
20	家中也有人跟你一样，总是闷闷不乐	
21	对于芝麻绿豆般的小事，也会在意	
22	别人认为你有神经质	
23	家中有人很神经质	
24	曾罹患过严重的神经衰弱	
25	家族里有人曾罹患过严重的神经衰弱	
26	进出过精神病院	
27	家里曾有人进出过精神病院	

（续表）

编号	现象	√
28	自己本身非常害羞且相当敏感	
29	家族里有人非常害羞、相当敏感	
30	感情容易受伤	
31	受到别人的诋毁，会觉得不安	
32	别人认为你很难相处	
33	经常被朋友误会	
34	面对朋友，无法说出真心话	
35	想到工作，就会坐立不安	
36	会容易突然感到生气，且觉得焦虑	
37	经常精神不集中，且把事情搞砸	
38	很容易为了小事而抓狂	
39	别人命令你时，会让你觉得生气	
40	别人妨碍你时，会让你感到焦虑	
41	当事情无法如你所愿时，你会生气	
42	曾经出现过异常愤怒的情况	
43	经常发抖	
44	总是因为紧张而感到焦虑	
45	对于突然出现的声音，会感到害怕	
46	被大声斥责时会畏缩	
47	在安静的夜晚，会突然听到声音	
48	常常在噩梦中惊醒	
49	脑海里常出现可怕的想法	
50	会毫无缘由地感到恐惧	
51	经常突然冒冷汗	
测评结果："√"的数目是（　　）个		

（三）HRV 协调技术的调节原理

美国心脏数理研究院的研究发现，紧张、压力和忧虑会影响人体的自主神经系统的平衡，进而打乱心跳的节律或心跳间隔时间，使心率变异性曲线出现紊乱，并且波动的幅度减小。HRV 协调技术能够通过有效的方法改善心率变化的节奏，促进交感神经和副交感神经的协调，进而使心血管、神经、激素及免疫等系统进入高效和谐的运作状态，而且状态还有助于增强心理耐受力和心理灵活性，使个体环境的适应能力得到明显提升。如图 6-5 所示，这就是 HRV 协调技术的调节原理。

```
┌─────────────────────────────────────────────────────┐
│ 压力所诱发的紧张、焦虑、抑郁等负面情绪导致自主神经系统    │
│ 失衡，HRV曲线紊乱，波幅变小                             │
└─────────────────────────────────────────────────────┘
                          │
┌─────────────────────────────────────────────────────┐
│ 通过HRV协调技术的练习，实现心率变化的高度规律，交感神经   │
│ 和副交感神经运行趋于更加协调（最有利于身心健康的状态）    │
└─────────────────────────────────────────────────────┘
                          │
┌─────────────────────────────────────────────────────┐
│ 心血管、神经、激素及免疫等系统进入高效和谐的运作状态      │
└─────────────────────────────────────────────────────┘
                          │
┌─────────────────────────────────────────────────────┐
│ 身体的机能全面进入最佳状态                              │
│ ·消除紧张、焦虑、抑郁等负面情绪                         │
│ ·能够集中注意力，高效、专注地工作                       │
│ ·血压、血糖等生理指标保持稳定，有效改善高血压、糖尿病和   │
│ 心脑血管等身心疾病                                     │
└─────────────────────────────────────────────────────┘
```

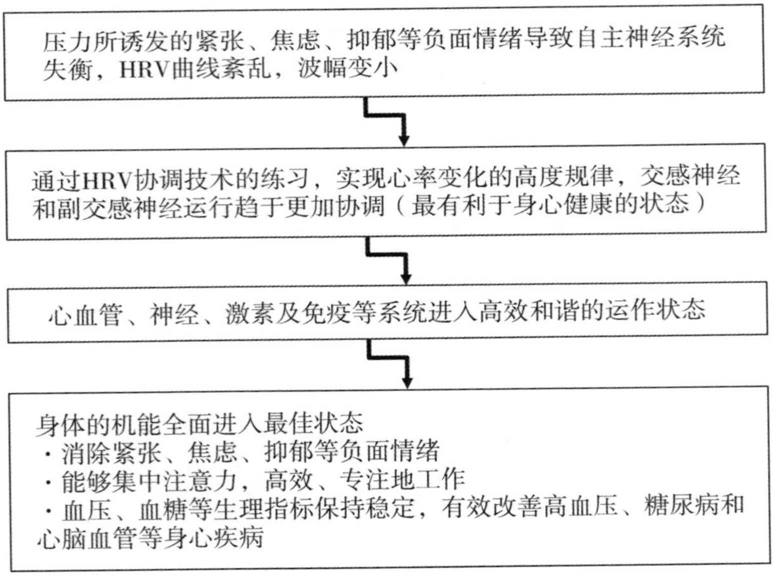

图 6-5　HRV 协调技术的调节原理示意图

运用 HRV 协调技术进行心理训练的具体操作步骤包括以下三步：

第一步：专注于心。

研究表明，转移注意力是一个有效的心理调节方法。但有时当个体面临繁忙的工作，尤其是情绪状态不佳时，很难将注意力从繁忙的事务中抽离出来。此时，更具操作性的做法是回归到对身体的感知上来，把注意力转移到对心脏跳动的关注上，并且持续地关注心脏的跳动，保持一小段时间。

关注心脏的跳动除了通过转移注意力达到心理调节的目的外，还有着更大的生理、心理调节作用。越来越多的研究发现，心脏的作用不仅仅是一个泵，它事实上是一个高度复杂的信息加工中心，有它自己的"大脑"，心脑之间的信息交流是双向、动态的，一方持续不断地对另一方施加影响。研究发现，心脏向大脑传递信息的方式主要有 4 种：神经（神经冲动的传递，心脏神经系统包含有大约 40000 个神经元）、生物化学（通过激素和神经递质，心脏能够分泌心钠素和催产素）、生物物理（通过压力波）、能量（通过电磁场的交互作用，心律电磁场跟其他器官的磁场相比是最大的）。心脏通过这些路径向大脑传递的信息极大地影响大脑的活动。

美国心脏数理研究院的研究还显示，心脏每跳动一次，不仅仅输送血液，而且向大脑和整个身体传送复杂的神经、激素、压力和电磁信息。当人的注意力从大脑转向心脏，身体会瞬间开始放松，头脑变得清醒，大脑也将释放累积的化学物质，从而达到自然放松状态。如果人们关注心脏活动，将有效抑制压力荷尔蒙的分泌，提高抗衰老荷尔蒙水平，从而达到激发身体活力和激活情绪的目的。当人们学会关注心脏、保持积极情绪时，大脑可以被心脏所引导。在积极情绪下心脏传递给大脑的信息能以多种形式改变大脑的活动，使心脑之间更加同步化，在心脏跳动的节律高度协调状态下，可以改变大脑皮质的功能，个体的认知能力会有显著提高。

第二步：专注呼吸。

这一步是将注意力从心脏转移到呼吸，并且将呼吸调整到缓慢均匀的腹式呼吸的状态。所谓腹式呼吸，顾名思义就是呼吸时牵涉到的是腹部的运动而不是胸部，也就是当吸气的时候肚子会鼓起来，呼气的时候肚子收缩变小。腹式呼吸是一种常见的呼吸训练方法，也被称为放松呼吸、调息训练。腹式呼吸通过有意识延长吸、呼时间，进行深、缓、有规律的呼吸运动，达到自我身心调节的目的。

研究表明，腹式呼吸对心率有较大影响，可使人放松；同时，腹式呼吸能够使交感神经活动下降，减少压力激素的分泌，并且激活副交感神经——副交感神经是 HRV 的主要调节者之一，放松程度的主要体现是副交感神经活性增强。

呼吸在生理调节和心理调节方面都发挥着重要的作用，但过去很少被人们重视。一个人每天大约呼吸 1.7 万次，每分钟进入肺部的空气应该为 0.946 升，而实际上，真正进入我们肺部的空气远远低于这个数字。很多人因为呼吸太短促，使空气不能深入肺叶下端，导致换气量小，每天只有 20% 的肺活量被利用，让大多数人一生中只使用了肺活量的 1/3，而久坐、压力、焦虑是导致这一结果的主要原因。有研究同时表明，现代人呼吸速度比古人快了一倍，每次只用 3.3 秒。短浅的呼吸方式不仅容易让人大脑缺氧、感到疲惫，还与焦虑、压力、抑郁、心脑血管疾病，甚至癌症紧密相连。相反，腹式深呼吸能为健康带来不少好处。中央电视台中文国际频道《中华医药》栏目曾经专门做过一档名为《呼吸的奥秘》的节目，全面解读了呼吸之于人体的重要意义。这里简要分析如下：

呼吸可以调节自主神经系统的平衡。这也是 HRV 协调技术的重要实践依据。呼吸与自主神经系统关联密切。生理学家实验证明，一呼一吸都会对神经系统产生不同的影响。呼气时，中枢兴奋扩展到全身的副交感神经；吸气时，中枢兴奋扩展到全身的交感神经。呼吸能够协调交感神经与副交感神经的平衡，因此学习良好的呼吸方式，对我们的健康至为有益。越是缓慢深长的呼吸越能刺激副交感神经，越是短促的呼吸越能刺激交感神经。因此，当紧张焦躁和慌乱失措的时候，请"慢慢深呼吸"；提不起劲来的时候进行"快速呼吸"，如此就能够调整自主神经的平衡。在 HRV 协调技术里，腹式呼吸可降低交感神经系统的兴奋性，使内分泌和自主神经系统协调地发挥作用，降低应激水平，能有效减缓紧张焦虑情绪。

呼吸可以调节血压。坚持做腹式深呼吸，还有助于降低血压。这是因为，高血压的发病与环境及自身因素密切相关，其中，交感神经活性亢进、收缩血管的激素分泌增多，会导致外周动脉收缩、心脏射血阻力增大。深呼吸可以调节胸腔负压，增加回心血量，降低心脏负荷；还可以放松心情、缓解压力、降低交感神经兴奋性，由此扩张外周血管、降低血压。美国国家健康研究所研究发现，每分钟少于 10 次的深呼吸可以放松和扩张血管，有助于降血压。另外也有研究人员发现，每天早中晚做 3 次深呼吸，每次 10 分钟，可以起到很好的辅助降血压的效果。

呼吸可以改善睡眠。如前文所述，副交感神经占主导时，人体才能进行休息和硝化反应。因此，睡眠是在副交感兴奋的条件下进行的。腹式呼吸能够抑制交感神经的活性，激活副交感神经，从而逐步改善睡眠质量。从改善入睡速度的角度看，当需要调整状态让自己快速入睡时，可以将呼吸状态调整到腹式的呼吸，然后按照"吸（4秒）短呼（8秒）长"的时间配比调整呼吸节奏，这样能够更快地激活副交感神经，促进入眠。

呼吸有利于长寿。人的寿命与心肺功能关系密切。肺活量可以预测寿命，这是20世纪90年代初美国波士顿大学医学院的科学家们经过长达30年的研究得出的结论，原因是其与身体机能、新陈代谢能力密切相关，还与心血管疾病发病率和死亡率有关，而腹式呼吸则是锻炼肺活量的好方法。此外，还有学者研究了不同动物的呼吸与寿命的关联关系，如表6-1所示，鸡每分钟呼吸30次，平均寿命为12年；狗每分钟呼吸24次，平均寿命为20年；牛每分钟呼吸20次，平均寿命为32年；大象每分钟呼吸18次，平均寿命为60年；乌龟每分钟呼吸8~2次，平均寿命200~500年见表。

表6-1　呼吸与寿命的关联

	每分钟呼吸次数	平均寿命（年）
鸡	30	12
狗	24	20
牛	20	32
大象	18	60
乌龟	8~2	200~500

呼吸可以调节情绪。研究表明，正常人在一般状态下的呼吸次数为18±2次，情绪状态的改变确实能使呼吸频率、呼吸深度等发生明显的改变（如表6-2），因此，通过调整呼吸的节奏也可以达到中断某种情绪状态进而控制情绪。此外，因为

呼吸与自主神经系统关联密切，而自主神经系统的失调，往往是导致情绪失调的重要生理原因。因此，通过呼吸改善自主神经系统的平衡，也能起到调节和改善情绪平衡的目的。

表6-2　不同情绪状态下呼吸次数的差异

情绪状态	每分钟呼吸次数
悲伤	9
高兴	17
愤怒	40
恐惧	64

在 HRV 协调技术的呼吸练习中，正确的腹式呼吸方法要把握两个原则，即匀和缓。吸气时，尽量用鼻子均匀缓慢地吸气，尽量深吸，吸到吸不进气体为止，呼气时要缓慢往外吐，假想自己在为一个气球放气，要争取最大限度地将废气排出体外。腹式呼吸时要保持放松，思想要集中，可以用数数的方法帮助自己集中注意力。如果做不到腹式的呼吸，可以先这样练习：首先，先不管你的呼吸，想办法让自己的腹部鼓起来，鼓到最大后，再慢慢让腹部收缩瘪下去。如此反复几次，感觉能够自如地控制腹部的运动后再进入第二步。即，配合呼吸，吸气时让腹部鼓起，呼气时让腹部瘪下去，同时有意识地控制胸部不要跟着起伏。

第三步：专注体验。

研究显示，当有意识地转变到积极的情绪体验时，心率就会马上改变，变得有规律。因此，如能进行有效的情绪管理，则能对心血管、免疫、激素、自主神经系统产生积极而深远的影响。

但遗憾的是，很多时候人们往往缺乏自然流露的积极情绪体验。有数据显示，儿童每天可以笑400次左右；而成人面对工作压力、家庭琐事困扰，每天微笑的次数大幅减少，大约平均每天只有15次。负面情绪扰乱心脏的节律和自主神经系统，从而对身体的其余部分产生不利影响。与此相反，积极的情绪创造更多和谐和周期性规律的心律，改善神经系统的平衡。

在进行HRV协调技术练习时，主动将情绪状态切换到积极情绪上，可以通过回忆一件愉快的事情或者想象一个美好的场景来实现。回忆事件或想象场景不是最终目的，关键是借此唤起积极的情绪体验，并保持在这种愉悦的体验中，从而改善心脏跳动的节律和自主神经系统的功能。这里需要提醒的是，只需要回忆一件事情或想象一个场景即可，不需要脑海当中浮现太多，因为大脑只有专注于一件事情的时候才是真正受控制，也才会得到真正的放松。

有很多研究都揭示出，积极情绪对生理和心理健康都有正向的建构作用，主动增加积极的情绪体验是维护身心健康的有效操作方法。1995年发表在美国高等医学期刊上的《关爱情绪和愤怒情绪在生理和心理上的效果比较》显示，关注积极而真诚的情绪状态能增强免疫系统功能，而消极的情绪则会在情绪产生后长达6个小时的时间内抑制免疫系统的功能。

这是通过一个精心设计的实验发现的：在关爱/同情或愤怒/受挫等情绪体验前后，分别测量30名被试的分泌性免疫球蛋白（从唾液中进行测量）水平、心率和情绪。采用对两种情绪引导方法进行比较：一种是自我引导，另一种是借助录像带的外部引导。结果发现，当被唤起愤怒的情绪体验时，会明显使人心神不安、心率加快，但分泌性免疫球蛋白的水平不会增加。而通过引导进入积极而真诚的情绪（关心、同情）状态时，心神不安的状况会明显缓解、分泌性免疫球蛋白的水平显著增加。实验者进行了长达6个小时的情绪影响研究，发现持续5分钟的愤怒情绪会在之后长达1~5小时的时间内对分泌性免疫球蛋白产生明显的抑制作用。相反，持续5分钟的"关爱"情感体验则会在之后的6个小时内提升分泌性免疫球蛋白的水平（见图6~6）。①

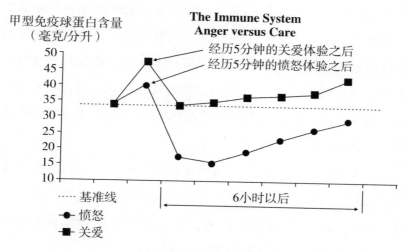

图6-6 愤怒与关爱情绪唤起后体内免疫球蛋白分泌水平差异图

5分钟的关爱，情绪在接下来的6个小时内使免疫力不断上升；而5分钟的愤怒情绪使免疫力急速下降，并在6个小时内都不能恢复到之前的水平。由此可见，积极情绪能够提升身体的免疫力。

除了对免疫系统的促进作用外，积极情绪还可以扩展认知范围，增加认知灵活性；让个体表现出更高的创造性，增强问

---

① Rein G, McCraty R and Atkinson M, *the Physiological and Psychological Effects of Compassion and Anger*, *Journal of Advancement in Medicine*；8（2）：87-105.（1995）

题解决能力；促进心理资本增值，建构更加丰富的心智资源，促进个体更好地发展。当然，增加积极情绪体验也可以提高情绪管理的能力——一般提到情绪管理时，人们往往将关注点放在化解消极情绪的困扰上，致力于找到如何宣泄、释放或者表达消极情绪的办法。最新的研究显示，培养和激发积极情绪可能是更加具有操作性和实效性的情绪管理策略。积极心理学的研究还提出"积极率"的概念，即积极情绪的出现频率除以消极情绪的出现频率。通过将积极率作为指标，对积极和消极情绪进行具体量化的调节，能够提高个体心理健康水平。当个体的积极率达到 3：1 时，心理的健康度往往会比较好；小于 3 时则容易发生心理失调。而积极情绪体验往往是需要通过主动的调节来获得的。

由上述分析可见，积极情绪在改善心跳节律、自主神经系统功能以及免疫力等方面发挥着重要的作用。HRV 协调技术的这一步主要就是唤起积极情绪，并且保持在这种愉快的体验中，从而促进身心功能的协调和高效运行。

到这里，HRV 协调技术的完整操作步骤及其原理就介绍完了。完整地体验 HRV 协调技术，可以按照以下引导语进行：

首先请调整坐姿到最舒适的位置，双脚平放到地面，双手放在腿上，微微闭上双眼，舒展面部肌肉，保持放松和微笑。

下面我们一起来练习 HRV 协调技术。

第一步：专注于心。首先请把注意力集中到眉心，并感受它的存在。接着将注意力由眉心慢慢转移到舌根，并感受它的存在。然后将注意力由舌根慢慢转移到心脏，请

将右手放在心脏部位，感受它的存在。（保持10秒）

第二步：专注呼吸。接着，将注意力由心脏转移到呼吸，并将呼吸调整到平稳状态，接着调整呼吸到均匀状态，尽量维持吸气和呼气的时间一样长，然后慢慢加深呼吸，呼吸要缓慢深长，平稳流畅，吸气和呼气之间自然转换，不要有停顿，请一直保持这样有节奏的深呼吸。（保持15～20秒）

第三步：专注体验。开始寻找一个让你充满正能量的情境，这个情境可以是你和最爱的人在一起，也可以是工作上获得成就感的那一刻，还可以是你最喜欢的一次旅游场景，接着想象自己正在这个情境里。让自己全身心融入这个情境，然后找到当时美好的感觉，用心体验这个美好的感觉，请维持这种美好的感觉，并享受他带给你的一切美好。（保持40秒至1分钟）

（四）HRV协调技术的效果及使用注意事项

美国心脏数理研究院在长期的实验和实际应用中发现，身体内在有一种自我平衡的反馈系统，它能使身体从压力产生的生理反应中恢复过来。然而，如果压力和情绪反应在很长的时间里不断地重复，就会可能引起身体的反馈系统崩溃，导致慢性疾病或心理失调。在这个自我平衡的反馈系统中，自主神经系统起着重要的作用。HRV协调技术可以改善自主神经系统的平衡，能够显著地促进个体身心健康度的改善，具体效果包括：

提高生理健康水平。（1）改善人体血压状况。通过HRV

协调技术的练习，可以使高血压患者能够在 6 个月的时间里把血压降低到正常状态。（2）改善人体免疫系统。研究显示，仅仅 5 分钟 HRV 协调技术的有效训练，即可使参与者的免疫球蛋白水平自生增加 140%。（3）干预人体荷尔蒙系统。经过 4 个星期的 HRV 协调技术训练，参与者的抗衰老荷尔蒙平均增加了 100%，而皮质醇（压力荷尔蒙）降低了 23%。（4）降低身体压力指征。经 HRV 协调技术训练后，参与者的疲劳程度降低了 40%，失眠现象减少了 39%，消化不良症状降低了 47%，身体疼痛症状降低了 41%。

改善心理健康状况。（1）改善情绪症状。经 HRV 协调训练，实验者报告愤怒降低了 50%，苦恼降低了 50%，焦虑降低了 47%，担忧降低了 46%，沮丧降低了 47%，心神不宁降低了 57%。（2）缓解人际压力，提高快乐指数。经过大约 18 个星期的 HRV 协调训练之后，与控制组相比，平静提高了 19%，活力提高了 14%，沟通效率提高了 14%，社会支持提高了 17%。（3）提升工作绩效与组织效率。经过 6 个星期的 HRV 协调训练后，实验组成员在对心智与情感混乱状态的自我管理上有明显提升，目标清晰度提高了 197%、生产效益提高了 86%。

HRV 协调技术的独特应用价值在于，既适用于压力情境下的快速舒缓，有效调节压力诱发的连锁生理反应，避免压力过载造成的负面伤害，也可以作为日常心理训练的重要手段，提高身心健康水平和增强心理活力。

美国心脏数理研究院提出，在压力情境下，可以运用"定格法"，将画面定格，并及时从压力事件中抽离出来，然后按照下面步骤进行调节：

（1）识别与脱离。暂停片刻，让自己暂时摆脱自己的思维和情绪，特别是充斥着压力的思维和情绪，这样有助于客观看待事情。

（2）用心呼吸。将注意力的焦点转移到心脏附近，然后，感觉自己的气息吸入该区域并从横膈膜下的腹腔神经丛排出体外。调节呼吸可以调节心脏的节律模式，迅速减轻压力感。

（3）唤起积极的情绪。真诚地努力唤起积极的情绪，它会产生强大的生理效应，促使我们更好地平复下来和进行思考。

（4）问自己"还有更好的选择吗"。问自己采取什么样的态度和行为，可以既有效率，又有效果地系统地为自己减压。

（5）注意视角的转变。静静地体会感觉或情绪上的任何变化，并竭尽所能维持这种改变。

通过这种定格法能够阻止瞬时的压力反应，从而使大脑、心脏和身体的其他系统恢复协调运转。

当然，除了上述在压力情境下的应急性调节外，HRV 协调技术还可以应用于日常的心理训练，可以在开始一天的工作之前、处理一宗棘手的投诉之后、当感觉到注意力无法集中的时候、在面对突发事件的时候、下班回家准备面对自己的家人之前等任何你觉得需要调整状态的时候，进行自主训练。长期的坚持训练将会显著改善自主神经系统的功能，促进生理弹性与心理弹性的同步提升，从而提高对环境变化的适应能力。

三、基于 HRV 协调技术的生物反馈训练

HRV 协调技术的使用效果不仅仅体现在感受上，还可以通

过设备检测来反映客观生理、心理指标的变化，这就是 HRV 协调技术与生物反馈原理的结合。通过仪器了解自己的压力和情绪状态，并通过自主调节，改变自身的心脏节律，从而改善心理健康。美国心脏数理研究院将生物反馈的原理与 HRV 协调技术进行融合，用心理训练的可视化，实现了即时反馈，提升了心理训练的体验度、趣味度和实效性，使这一技术得到更广泛的应用。

(一) 生物反馈训练原理

生物反馈疗法是现代医疗技术中方兴未艾的疗法，在美国、德国等欧美发达国家临床运用广泛。它属于心理行为疗法的一种。我国自 20 世纪 80 年代初引入该疗法，目前在国内大多数大型医院都有生物反馈治疗设备。

生物反馈被形容成"心理生理学之镜"，使人们可以用其监测并控制人体所产生的生理信号。生物反馈训练是借助先进的仪器，通过学习和训练，人体的自主神经系统能建立操作性条件化反射，从而改变其功能状况。它是利用现代电子仪器生物反馈仪将与心理生理有关的某些生物学信息（如心跳、血压、胃肠蠕动、肌肉活动、脑电活动、皮肤湿度等）加以处理，以光和声的形式显示给受试者（即信息反馈），使受试者在这种"照镜子"的过程中，"看到"或"听到"自己生理活动的变化，了解自己有关内脏的机能，并学会有意识地控制自身的心理生理活动，以达到调整机体功能、防治疾病的目的。

生物反馈训练技术对一些心身疾病和一些由精神因素引起的疾病的治疗效果比较好，特别是反复进行了各种检查，但又查不出病因的"功能性"躯体障碍的症状，例如睡眠障碍、神经衰弱、焦虑、忧郁、恐惧、偏头痛、慢性疼痛、肠激惹综合征、慢性疲劳综合征等亚健康状态，以及冠心病、哮喘、高血压、糖尿病、儿童注意力缺陷和多动症等，具有很好的改善作用。

生物反馈是一种积极的、能动的训练和治疗方法。多数生物反馈程序都包括训练部分，以帮助建立对自身生理机能的自我觉知和控制。随着自我觉知的增加，个体可以洞察和控制他或她如何移动、思想、表达情绪以及反应。反馈最强大的临床用途之一，是作为一种工具来改变人们对疾病的信念。很多人并不知道他们的想法和情绪会如何影响他们的生理、疾病和健康。当这些人确实地看到认知和情绪改变计算机屏幕上的生理指标随之变化时，他们的信念就会改变。在计算机屏幕上的数字和图形显示出身体如何做出反应。看到的改变——其基于科学的生理学监测、计算机分析和即时反馈的信号——通常作为证据或确切的数据而被患者接受，反之治疗师所作的口头解释可能会被认为是治疗师的主观意见而被忽略。① 通过生物反馈的呈现，更能让使用者对自身状态有客观的认识，通过直观的即时反馈，可以显著提高训练的效果，促进使用者更好地进行身心层面的自我调节，从而更好地进行自我管理。

（二）HRV 协调技术的生物反馈训练

HRV 协调技术实现了与生物反馈训练的有机结合，可以用

---

① Peper E. , Shumay D. M. , Moss D. & Sztembis R. . *The Power of Woeds*, *Biofeedback*, *and Somatic Feedback to Impact Illness Beliefs. Somatics* , 2013, XVII（1）: 4 - 8.

数据和画面实时呈现使用者的状态及变化情况。通过考察心率变异性（HRV）并计算其功率谱来确定人的心理协调状态；通过在人体内自主神经系统的两个分支之间营造和谐与平衡，达到增强生理和心理素质的目的。

HRV协调技术的生物反馈训练设备用光体积扫描传感器连接于人的身体的某一部位，如耳朵等，通过USB接口连接电脑，使用者可在电脑上看到自主平衡前后其心率、协调状态的变化及相关场景画面显示，并可反复训练，以达到消除紧张、疲劳、焦虑的目的；该技术结合了心脑交互理论的最新成果和技巧，能够帮助人们达到心理和生理的平衡。

该设备是根据心脑交互理论开发的一套用于监测和训练个人心理状态的软件，使用该系统，人们可以客观地监测心率变化曲线、压力指数、自主协调状况等各项指标，并通过人机互动的训练工具帮助使用者学习对情绪和压力进行自我管理，长期系统地使用自主训练系统进行训练不仅能够改善健康状况，还可以学会将压力和焦虑转化为能量和动力的方法，提高工作效率以及关键时刻的表现。

1. 监测中心与基线测评

在监测中心，用户可以对自己的心率变异性进行测量，并得到对测量数据的评估。监测中心中可以看到心率变异性、脉搏、频谱及心能量四类数据，如图6-7所示。

基线测评的目的是考察使用者HRV的基础状态。进行基线测评时，使用者在测量全程保持安静的坐姿，不施加任何外界的干涉手段。测量受试者的HRV时域、频域基本数据，连续测量三次，保存记录，前后对比，可以判断受试者是否处于焦虑、紧张、烦躁等高压力状态。

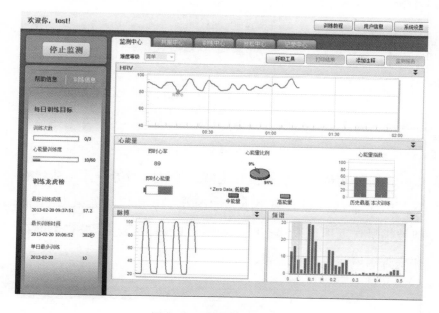

图6－7　监测中心界面图

焦虑、紧张、压力、分神、烦躁、冲动的情绪状态下，HRV曲线一般为锯齿状，如图6－8所示。

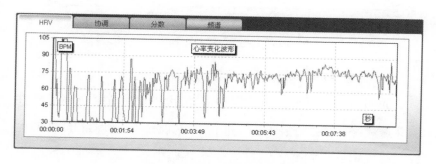

图6－8　不协调状态下的HRV曲线图

平静、注意力集中、心情愉快、呼吸均匀时，HRV曲线一般为正弦波状，如图6－9所示。HRV曲线波动的幅度越大，个体就越健康，面对外在挑战时生理和行为的灵活性就越强。

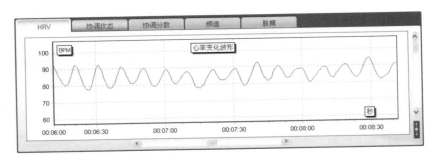

图 6 - 9　协调状态下的 HRV 曲线图

在身体疲惫、睡眠不良、失眠、神经衰弱等身体不适状态下，HRV 曲线一般波幅很小，如图 6 - 10 所示。如果 HRV 曲线波幅呈现近乎直线状态时，说明心脏弹性很小，极有可能存在心脏病风险，一般需要进行相关医学检查。

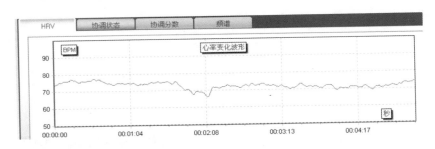

图 6 - 10　一例冠心病人的 HRV 曲线图

2. 共振中心与共振频率确定

如图 6—11 所示，在共振中心，用户可以确定心率变异性的共振频率。在共振频率下进行自主训练会让训练的效果更好。要确定共振频率，用户需要在共振中心完成 5 种不同频率的符合要求的共振记录。得到共振频率后，系统通过以下几方面引导用户在共振频率下进行自主训练：

·监测中心的频谱能量图区域会标注出共振频率的位置。

·监测中心和训练中心中呼吸工具的频率会被设定为共振频率。

·记录的监测报告中会给出共振度。

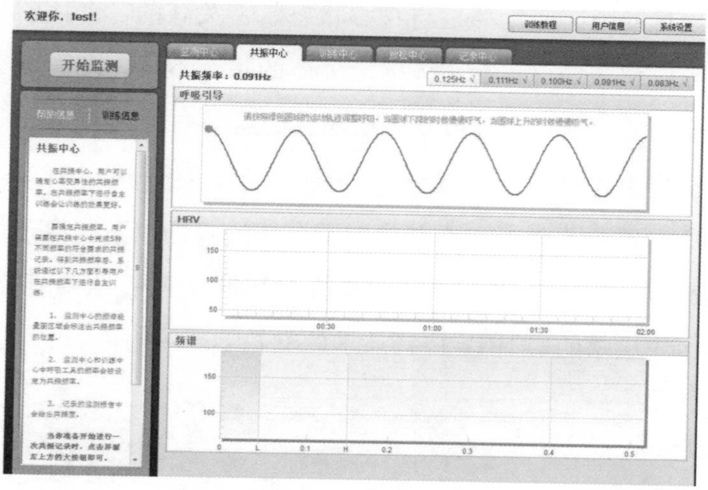

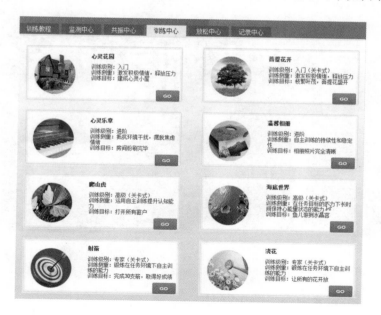

图 6 - 11　共振中心界面图

3. 训练中心与 HRV 协调训练

如图 6 - 12 所示，在训练中心，用户可以选取不同的训练

图 6 - 12　训练中心界面图

项目来进行 HRV 协调技术的训练。在训练过程中，任意一个训练项目的画面变化都是与身心状态紧密关联的，个体的状态好，画面就会变得丰富个体的；个体的状态不佳，画面要么没有改变，要么就是画面改变之后还会倒退回去。

　　运用生物反馈设备进行 HRV 协调技术训练可以有效提高个体的心理调节能力，不仅适用于个体的自助调节，也适用于课堂教学，使更多的人反复体验练习掌握该项心理调节技术。图 6 – 13 反映的是 HRV 协调技术课堂教学现场的情况。

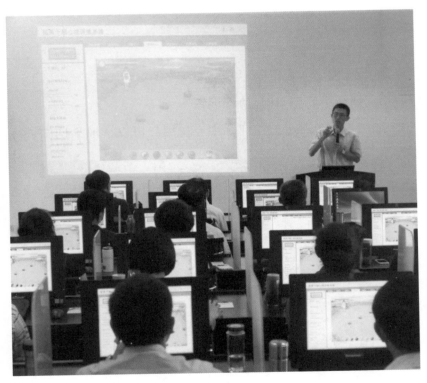

图 6 – 13　运用 HRV 协调技术进行心理训练课堂教学

4．记录中心与数据查询

　　记录中心存储着每一次训练完成后的数据，可供随时查询和进行纵向上的比较。使用者可以在每次 HRV 协调技术训练后，进入记录中心查看当前训练的相关数据，以便进一步了解训练的效果。如图 6－14 所示。

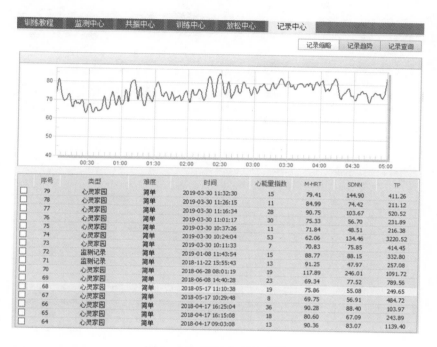

图 6－14　记录中心界面图

　　每一条数据都对应着一条监测报告。监测报告是一次监测结束后系统得到的综合评价报告，仅在监测结束后可选。用户可以从监测报告中得到与监测记录对应的数据和分析结果。监测报告包括：用户信息、记录信息、监测数据、心能量指数、共振度、时域指标、频域指标、自主神经系统状态、监测综述等。系统对时域和频域指标中的 M－HRT、SDNN、rMSSD、PNN50 以及 TP 等常用指标将给出是否处于正常范围的评估，前提是用户必须已经正确设置了年龄和性别，同时监测时间长度在 5 分钟左右。如图 6－15 所示。

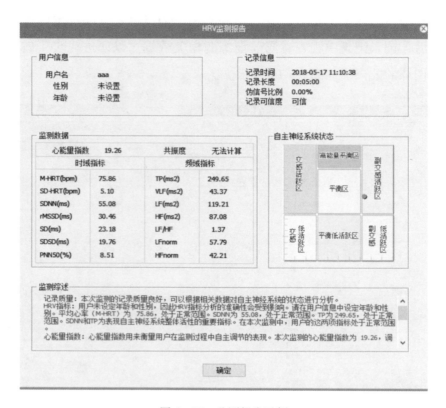

图 6 – 15 监测报告示例

检测报告中的数据可以作为身心状态评估的重要指标，也可以反映每次训练后的改善情况。比如，M – HRT 反映的是训练时段内的平均心跳数，其值在 60~90 范围内属于正常，低于 50 属于心动过缓，高于 90 为心动过速。心动过速时自主神经系统往往需要考虑压力、紧张、焦虑、体质虚弱、睡眠不足、心脏功能异常等可能性。SDNN 是评估心率变异程度的重要指标，SDNN 的值大，说明心率变化信号的复杂度高，个体的健康度也是高的。SDNN 的值小，说明整体健康状态欠佳，自主神经系统调节能力低下。TP 值代表自主神经系统的整体活性状态，反映自主神经系统对肌体的调节能力。TP 值越大，自主神经系统的调节能力越强。

　　监测报告右侧的自主神经系统状态中，小圆点落的位置，反映的是监测或训练过程中使用者的自主神经系统的情况。可以用图6-16对右侧的自主神经系统状态作进一步解释。

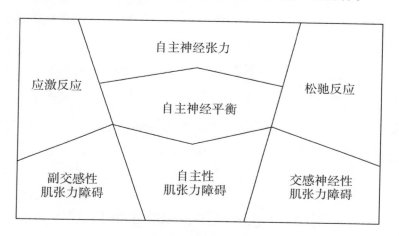

图6-16　自主神经系统状态的对应关系图

　　交感活跃区对应的是应激反应，反映的是使用者由于心理压力，或者急性健康状况而引起的交感神经系统功能的增强。

　　交感低活跃度对应的是副交感性肌张力障碍，反映的是处于长期压力下导致身体或精神疲劳，或者可能存在慢性疾病而导致副交感神经的调节功能减退。

　　平衡区对应的是自主神经平衡，是自主神经系统调节功能达到最佳状态的表现。

　　高能量平衡区对应的是自主神经张力，是自主神经系统功能处于高度运转的表现，此时身体的机能很好，一般出现在经常性调节或锻炼的健康人群中。

　　平衡低活跃区对应的是自主性肌张力障碍，是身体老化、长期压力的象征，或可能患有慢性疾病使自主神经系统的调节功能受到影响。

副交感活跃区对应的是松弛反应，反映的是身心宁静与放松的状态。

副交感低活跃区对应的是交感神经性肌张力障碍，是由于长期精神疲劳、过度劳累、睡眠不足等导致，或代表着慢性疾病而引起交感神经系统调节功能减退。

通过设备监测与训练，使用者不仅能够在画面的实时变化中收到反馈，还可以从上述监测报告的关键数据中进行客观的分析，使心理训练不仅仅止于主观的心理活动，更可以客观地呈现和用数字进行量化评定，从而提高心理训练的总体效果。

四、其他实用的心理训练技术

除了 HRV 协调技术外，心理训练的技术还有很多，比如通过音乐诱导促进大脑放松的音乐减压法、身心同步调节的体感音乐放松法、调动全息体验的 VR 心理调节法等。

（一）调节大脑的音乐减压法

音乐是怡养心神、调节身心的一剂良药。国内外学者的大量研究表明，音乐可调节呼吸、循环、内分泌等系统的生理功能。音乐可使呼吸道平滑肌松弛，减少呼吸道的阻力，起到解痉作用；一曲娓娓动听的小提琴协奏曲可使血压下降 10～20 毫米汞柱；音乐对神经系统亦有良好的作用，它可改善注意力，增强记忆力，活跃思想，启发和丰富想象力及创造力；音乐可以改善情绪，改善人的个性特点和行为方式，增强自我信心，并具有良好的镇静、镇痛作用。

　　音乐同时具有审美的价值，音乐的旋律音色变化和节奏节拍运动过程会引发种种情感体验，同时能调动人们的记忆、联想、想象等各种因素，唤起同感。人们的情绪在音乐情绪的诱发下，获得释放与宣泄，使积极的情绪强化，消极的情绪排除，甚至可以使原来的消极状态转化为积极状态，缓解躯体的应激状态，解除心理扭曲和紧张。

　　音乐刺激能影响大脑某些递质如乙酰胆碱和去甲肾上腺素的释放，从而改善大脑皮质功能。音乐能直接作用于下丘脑和边缘系统等人脑主管情绪的中枢，能对人的情绪进行双向调节。情绪活动的中枢下丘脑、边缘系统及脑干网状结构与自主神经系统密切相关，也是人体内脏器官和内分泌腺体活动的控制者，情绪的紧张状态能直接导致某些内脏器官的病变，并诱发"心身疾病"。音乐能调节人的情绪，所以也就能帮助治疗某些心身疾病。大脑听觉中枢与痛觉中枢同在大脑颞叶，音乐刺激听觉中枢对疼痛有交互抑制作用，同时音乐还能提高垂体脑啡肽的浓度，而脑啡肽能抑制疼痛，所以音乐有镇痛作用。

　　心理学研究还显示，音乐能影响人格，情感培养对人格成长至关重要，而音乐包容了人的情感的各个方面，所以能在促进人格发展方面发挥重要作用。音乐还能超越意识直接作用于潜意识，因而在心理治疗中有特殊功效，因此被广泛应用于行为治疗领域。

　　通过音乐放松训练来调节人体的身心状态，通过脑波共振、互引装置调节脑波状态，对消除悲观、压抑、不安、恐惧、失眠等不良情绪有很好的辅助作用。通过对使用者采集的脑电信号进行加工，以图表、指示灯的形式，可以准确、客观、直观、动态地显示来访者的身心状态。

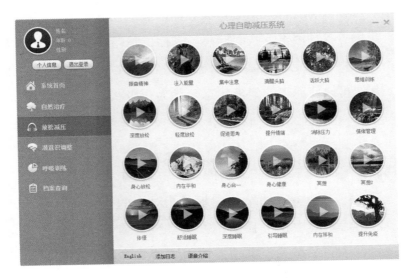

图 6-17　音乐减压系统界面

音乐减压既可以通过被动的聆听音乐达到调节的效果，也可以通过音乐和引导语相结合，还可以通过脑波采集仪实现人机交互的实时反馈，以提升心理调节的效果。

（二）身心同步调节的体感音乐放松法

通过音乐诱导、体感按摩、反馈放松一体化的方式来进行心理训练，缓解压力和负面情绪，带来身心同步调节的高品质的减压放松体验。利用语言和特定的音乐背景引导听者产生一个放松平静的情景意象，配合以适当强度并富含 1/f 波动的低频声波按摩，与体内的大分子和细胞等产生"同频共振"，达到深度放松身体和缓解大脑疲劳的目的，并且还能够改善体内微循环，提高身体从压力中自然缓解和恢复的能力，长期使用和训练提高总体身心健康水平。

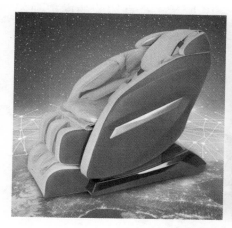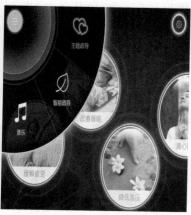

图6-18 体感音乐放松训练设备及界面

这种训练方法在技术上也实现了即时反馈。脑波运行状态即时监控和详尽档案分析，根据使用者的脑电情况给予最优音乐治疗方案和评估报告。低频体感震动按摩，与人体形成广泛的生物共振和带来血液循环的改善。体感音乐通过骨传导方式，刺激人的"内听觉"系统，激活大脑骨皮质和旧皮质层。将音波中对人体有益的16~150Hz低频部分进行分拣还原放大处理，并转换为数百至数千微米的能量波。放松体验结束系统自动生成评估报告，显示使用时长、能量增加、脑电效果分析图和能量状态等数据。

（三）调动全息体验的VR心理调节法

通过VR虚拟现实技术创设带入式的身临其境的情境体验，营造视觉、听觉、触觉、嗅觉等全息体验，通过与多种交互场景的交融，为使用者的心理训练带来更高品质的体验。虚拟交互模式让使用者在与虚拟环境互动的过程中，实现有效的心理调节，不仅提高体验度，更能科学合理地进行压力舒缓、情绪释放与心理资本开发。如图6-19所示，全息体验的虚拟现实技术的应用让使用者感受到在各种场景中切换和自由体验，大大提升了心理训练的交互性与体验度，使心理训练的效果大大提升。

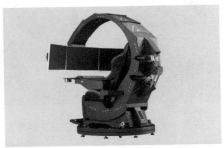

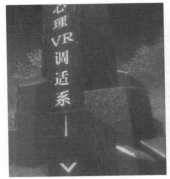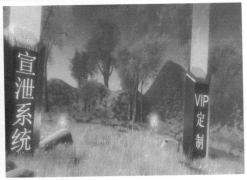

图6-19　VR心理调节设备及界面

　　除上述所介绍的方法外，还有正念、冥想、绘画等诸多心理训练的方法，在实际应用中也都有很好的效果。运用任何一个心理训练方法，最重要的都不是通过短暂的心理调适达到放松和舒缓情绪的效果，"训练"意味着要在一定的周期内反复练习，只有这样才能取得实质的效果。在变革时代，增强心力，也是需要加强长期性的训练的。

第七章

变革时代的
干部心理关爱与赋能

在变革的时代，要掌握主动，首要的前提是保持身心的健康，没有身心健康，一切无从谈起。身体健康是支撑，让我们有充沛的精力去应对变革；心理健康是保障，让我们有坚韧的心力在变革中摆脱问题的困扰和实现新的成长。如果将人比作一台电脑，身体是硬件，心理更像是系统软件，是控制和协调电脑及外部设备、支持应用软件开发和运行的系统。硬件配置固然重要，但如果没有好的系统软件做支撑也难以运行顺畅和高效。在快速变革的时代，个体要担负起维护自身身心健康的第一责任，让自己不至于被不可控的环境变革过度消耗。环境越是经常变动，越是不可控，越需要重视身心健康。在组织层面，要以系统性的心理关爱和心理赋能举措为载体，增强干部主动调节的意识和能力，为干部在变革中赢得主动以及获得新的成长提供身心健康的保障。

心理健康是干部正确履职、担当有为的内在前提，是干部自身成长的基础，关系到个体工作中的精神风貌，关系到干部队伍的整体素质和形象，关系到党的执政能力建设。加强心理疏导和心理建设，既是回应广大各级干部在身心健康方面的迫切需求的现实举措，也是在新时代加强和改进思想政治工作以及推动基层党建工作创新的有力抓手，是服务于建设一支宏大的高素质干部队伍的战略举措的重要实现手段。心理健康不仅需要个体主动加以调节，还需要组织层面为个人寻求心理服务创造条件和加强心理健康的教育引导，营造有利于个体身心健康的干事创业氛围。一段时间以来，关于干部心理健康的问题受到越来越高的关注，党中央、国务院及相关部委层面对干部心理健康问题越来越重视，加强干部心理关爱的政策导向越来越清晰。

一、关于干部心理关爱与心理疏导的政策要求

2010 年，时任国家副主席的习近平同志在中国科学院心理研究所上报的建议案上批示："应切实关注各级干部的心理健康问题，重视心理科学的应用，创新党建工作方式。"① 2011 年12 月，中纪委、中组部、监察部联合下发《关于关心干部心理健康，提高干部心理素质的意见》的文件，对关心干部心理健康和提高干部心理素质提出了明确的要求。该意见还提出要"提高心理健康服务水平，着力解决干部心理问题"，"大力开展心理健康教育培训，提高干部心理健康素养。把提高干部心理素质纳入'大规模培训干部、大幅度提高干部素质'目标要求，把心理健康教育作为干部教育培训的重要内容。党校、行政学院、干部学院和其他干部教育培训机构开设干部心理健康课程，根据不同群体的特点，科学设计授课内容，推广研究式、案例式、体验式、模拟式等教学方式，促进心理健康知识入脑入心，使干部增强心理健康意识，掌握应对压力和解决心理问题的方法技巧。干部教育培训机构应逐步创造条件，设立心理训练中心，加强心理健康指导。积极开展心理健康宣传教育，举办心理健康辅导讲座，普及心理健康知识，引导干部正确认识心理健康问题，提高自我调节能力"。

习近平总书记在 2016 年全国卫生与健康大会上提出，要加

---

① 祝卓宏：《增强服务基层干部心理健康的能力》，《中国党政干部论坛》2019 年第 1 期，第 28 页。

大心理健康问题基础性研究，做好心理健康知识和心理疾病科普工作，规范发展心理治疗、心理咨询等心理健康服务。《国民经济和社会发展第十三个五年规划纲要》明确提出要加强心理健康服务。《"健康中国2030"规划纲要》要求加强心理健康服务体系建设和规范化管理。

2016年12月底，卫计委联合22个部委发布的《关于加强心理健康服务的指导意见》中明确提出："加强心理健康服务、健全社会心理服务体系是改善公众心理健康水平、促进社会心态稳定和人际和谐、提升公众幸福感的关键措施，是培养良好道德风尚、促进经济社会协调发展、培育和践行社会主义核心价值观的基本要求，是实现国家长治久安的一项源头性、基础性工作。"该意见同时要求，"要把心理健康教育作为各级各类领导干部教育培训的重要内容，把良好的心理素质作为衡量干部综合能力的重要方面，全面提升党员领导干部的心理素质"。

2018年5月，中共中央办公厅印发《关于进一步激励广大干部新时代新担当新作为的意见》，明确要"满怀热情关心关爱干部。坚持严格管理和关心信任相统一，政治上激励、工作上支持、待遇上保障、心理上关怀，增强干部的荣誉感、归属感、获得感"。同时，要"关注心理健康"。在该文件精神的指导下，还有不少省市出台了《关心关爱基层干部身心健康的若干措施》等文件。

2018年8月，中共中央组织部下发《关于认真做好关心关怀干部心理健康有关工作的通知》，进一步强调"正确看待、科学认知干部心理健康问题，引导广大干部掌握心理健康知识、强化精神卫生意识，保持健康向上的心理状态，帮助患病干部克服'病耻感'，推动社会消除对心理健康问题的偏见歧视"，"加强干部心理健康教育和培训，针对干部心理健康方面突出问题，通过适时举办辅导讲座、发放图书资料、组织网络培训等形式，开展干部日常心理健康教育，各级党校（行政学院）、干部学院、社会主义学院相应班次要安排相关课程，着力提高干部心理健康水平"，"区分心理健康、心理亚健康、较严重心理健康问题等不同情况向干部提出建议，使干部的心理问题能够得到及时发现、准确识别、有效应对，防止心理问题演变为心理疾病"，"发扬党的思想政治工作的优良传统，认真落实谈心谈话制度，注意发现干部心理健康方面的问题，及时采取有针对性的措施"。

为进一步落实党的十九大报告提出的"加强社会心理服务体系建设，培育自尊自信、理性平和、积极向上的社会心态"，2018年11月，国家卫生健康委员会、中央政法委、中宣部等10部委印发《全国社会心理服务体系建设试点工作方案》，明确"到2021年底，试点地区逐步建立健全社会心理服务体系，将心理健康服务融入社会治理体系、精神文明建设，融入平安中国、健康中国建设。建立健全党政领导、部门协同、社会参与的工作机制，搭建社会心理服务平台，将心理健康服务纳入健康城市评价指标体系，作为健康细胞工程（健康社区、健康学校、健康企业、健康家庭）和基层平安建设的重要内容，基本形成自尊自信、理性平和、积极向上的社会心态，因矛盾突出、生活失意、心态失衡、行为失常等导致的极端案（事）件明显下降"。"健全机关和企事业单位心理服务网络。鼓励规模较大、职工较多的党政机关和厂矿、企事业单位、新经济组织等依托本单位党团、工会、人力资源部门、卫生室，设立心理辅导室，建立心理健康服务团队"，"积极组织开展心理健康进学校、进企业、进村（社区）、进机关等活动"。

从上述相关文件的时间顺序和提出的具体要求看，对干部心理健康的重视度越来越高，要求也越来越具体。毛泽东同志说过，政治路线确定之后，干部就是决定性的因素。干部对政治路线的理解、贯彻与执行效果又受其思想状态的制约，而人的思想都是在一定的心理活动支配下产生和发展的，人的实践活动也是在心理调节下进行的，可以说，心理是人的行为趋向的"发动机"和"调节器"，深刻影响着人们的价值偏好和行为选择。因此，在社会快速发展、组织快速变革的新时代，注重和加强干部心理关爱与心理建设，可以也应该成为组织发展的题中之意。

二、将心理关爱作为给干部赋能的重要路径

心理与行为向来都是密不可分的，心理是行为的重要驱动力，行为是心理活动质量的重要投射。明代哲学家王阳明提出"心外无物，心外无理"的心学思想，认为心与物同体，物不能离开心而独立存在，心也不能离开物而独立存在。干部的精气神是由内而外散发的，内心有力量，才能更好地履职担当；内心缺乏力量，则容易出现"有心无力"的情况，出现担当作为的意愿不强、履职尽责的动力不够等现象。"出工不出力""队伍缺活力""爱岗不敬业"等队伍管理中出现的难题，可能不单单是思想觉悟或干部队伍作风问题。从心理学的角度看，这极有可能属于压力诱发的"反生产力"现象：长期的压力过载会导致工作效率的降低，正向情绪资源的过度消耗会导致工

作热情减退，心理能量的长期透支会导致职业倦怠，最终导致出工不出力的隐性离职现象。

在变革的新时代，中央旗帜鲜明地要求加大干部激励力度，要满怀热情地关心关爱干部，其中既包括职务职级与待遇等方面的激励，也包括解决形式主义、官僚主义等突出问题为基层减负，同时还包括加大心理关爱的力度。通过内外结合，优化各级干部的心理工作环境，同时调节和激活心理动能，从而使各级干部有更舒心的工作生活生态，以及有担当作为的内生动力。

加强干部心理关爱是组织与个人共赢发展的赋能之举。从管理学的角度看，组织就是指人们为实现一定的目标，互相协作结合而成的集体或团体。组织由个体构成，组织的效能来自于个体效能的集成与聚合反应。因此，个体效能是组织效能的基础，提升组织效能首先应着眼于提高个体的效能，也即是为个体赋能和促进个体更好地自我赋能。具体而言，为个体赋能包括提高正向效能和降低负向效能，赋能的目的既是激励个体，也是帮助和促进个体实现更好的自我赋能，从而使个体效能持续稳定输出，并且产生聚合裂变反应，使组织效能倍增。可见，为个体赋能是组织发展的必然要求。不仅如此，为个体赋能也符合个体自身的需求与期待，因此更加容易被个体接纳，并且产生很好的激励效果。

加强干部心理关爱，首要的是帮助干部有效化解因工作压力等因素所诱发的身心健康困扰，有效防范和化解职业倦怠现象。一段时间以来，由于工作上的快节奏、高负荷、严监督以及高要求与低自主、高付出与低回报、工作与家庭难以平衡等因素的交织，导致部分干部出现明显的心理冲突、焦虑或抑郁现象多发、对工作的满意度和职业幸福感降低等现象，有的甚至出现较为严重的身心疲劳综合征、躯体化疾病或者心理疾患。然而遗憾的是，干部自身又缺乏自主和有效调节的意识，有的陷入消极被动的抱怨，有的可能对身体健康方面问题关注更多，还有的可能对于自身的心理状态不佳产生"病忧感"或"病耻感"，当然还有的继续带病坚持工作，导致身心健康状态每况愈下，最终影响了工作效能。

加强心理关爱，首先是聚焦干部对身心健康的现实需求，立足提升干部对身心健康问题的全面认识，把握身心交互影响的原理和规律，掌握有效调节身心状态和促进身心协调的实用方法，激发干部职工进行持续自助调节的意愿，减少负向效能的发生率。具体包括：（1）引导干部正确认识心理学。了解心理学是致力于研究和解决关于人的心理与行为等方面的现实问题的一门科学，而不是"心灵鸡汤""读心术"，更不是"唯心论"，科学的心理学是实用的，它可以帮助个体提高自我认知与自我管理的效率，让个体更加健康和快乐。（2）促进干部正确认识心理健康，了解心理不健康与心理不正常是两码事，每个人都有可能处于心理正常但不健康的状态，而心理不正常的"病态"的发生率是很低的；同时掌握心理健康的评价标准，能够用辩证的、发展的眼光审视心理健康，从而减少"病耻感"，提高对自身心理状态的评估和鉴别能力。（3）提高对压力、情绪等较多遇到的心理困扰的认识，包括认识在压力和负性情绪的作用下，如何导致睡眠问题以及躯体化症状等问题，尤其是压力如何诱发自主神经系统、内分泌系统以及免疫系统等生理机能的紊乱，掌握实用的身心一体和相互促进的心理训练方法，通过调节生理平衡舒缓压力与情绪，通过压力与情绪状态的改善促进生理平衡，从而有效维护身心健康。（4）增强心理由失衡到平衡的动态调节意识，引导干部认识到动态失衡是常态，维护身心健康关键在于掌握科学的方法并进行主动、及时的调节，同时用数据、案例等让干部看到调节与不调节、调节一次和经常性调节所带来的显著差异，推动各级干部强化经常性调节的意识和意愿，并且能够在状态不佳时及时调节，在忙碌的状态之下依然能够找回轻松感。

加强心理关爱，还应致力于提高各级干部的心理韧性与心理灵活性，促进心理资本增值，提高愉悦度和幸福感，增强人际关系管理能力，提高正向效能。具体包括：（1）增强以变应变的心理能力。适应是心理健康的本质，在快速变革的时代，要引导各级干部增强主动适应环境变化的心理能力，掌握提高心理韧性和心理灵活性的路径与方法，以便在于己不利的变化来临时能够提高耐受力并找到灵活应对的方法。（2）重视心理资本的开发。心理资本是个体最重要的内在核心竞争力，要引导各级干部意识到在人际竞争以及与环境的互动中，心理资本状况起着重要的支撑作用，在此基础上帮助各级干部掌握心理资本维护与开发的具体方法，增强促进自身心理资本增值的能力。（3）促进愉悦与幸福体验。引导各级干部认识到愉悦度与幸福感是可控的，通过切实可行的行为调节，可以显著增加积极情绪的发生率，提升内在的和谐度与愉悦度，让幸福感更多一些。（4）增强人际层面的沟通与心理共建能力。和谐融洽的人际关系是重要的心理支持，要围绕各级干部普遍关切的同事以及上下级关系、亲子关系、夫妻关系等现实问题，帮助各级干部强化人际交往中的边界感，提高人际沟通中的说服以及影响能力，促进各相关关系的协同与共建，从而建构起融洽而又富于支持性的人际关系网络。

心理学的研究表明，心力是支撑能力持续、稳定发挥的内在基础，快乐也是生产力。加强心理关爱，促进个体心理世界的和谐，激发心理活力，提高心理资本水平，从而逐渐给个体赋能。当个体心理动能提升，工作效能也会随之改善，如此一来，通过激励与约束并举的规范化管理，推动干部队伍整体精神风貌的提升，促进更好的组织融合与效能提升。

三、在新时代的机关党建中创造性地
开展好党员心理建设

党的十九大报告首次鲜明提出"不断提高党的建设质量"[①]的科学命题。党建的高质量发展，就是要以党组织高质量发展促进党员高质量发展，最终助推党的事业的高质量发展。其中，党员高质量发展是党建工作的重要着力点，党员的高质量发展又体现在党员思想境界的不断提升，而思想是心理活动的高级产物，心理活动的质量决定思想水平的高低。为此，在党中央印发的一系列文件当中也不断强调注重党员的心理疏导等问题。比如，2010 年 6 月，中共中央印发《中国共产党党和国家机关基层组织工作条例》，要求"思想政治工作要坚持以人为本，与解决实际问题相结合，区分不同对象，采取多种方式，注重人文关怀和心理疏导，增强工作实效"。2018 年 11

---

① 习近平：《决胜全面建成小康社会　夺取新时代中国特色社会主义伟大胜利——在中国共产党第十九次全国代表大会上的报告》，人民出版社 2017 年版，第 62 页。

月，中共中央印发的《中国共产党支部工作条例（试行）》明确提出："党支部应当注重分析党员思想状况和心理状态。对家庭发生重大变故和出现重大困难、身心健康存在突出问题等情况的党员，党支部书记应当帮助做好心理疏导；对受到处分处置以及有不良反映的党员，党支部书记应当有针对性地做好思想政治工作。"① 2019 年 3 月，《中共中央印发〈关于加强和改进中央和国家机关党的建设的意见〉》要求"加强和改进思想政治工作。认真落实思想政治工作定期分析报告制度，针对干部职工思想状况，及时有效加以引导"，在党员管理中要"坚持严管和厚爱相结合，落实党内激励关怀帮扶制度"，在群团工作中"关心干部职工身心健康，开展丰富多彩的文体活动，营造团结和谐、严肃活泼、积极向上的机关氛围"。② 2019 年 11 月，中共中央办公厅印发的《2019—2023 年全国党员教育培训工作规划》中提出，要"注重心理疏导和人文关怀，帮助解决实际问题，增强党员政治荣誉感、组织归属感"。③

从上述文件的要求中可以看出，"心理疏导""身心健康"等不断在党建工作的具体要求中被提及，在机关党建中加强人文关怀和心理疏导的工作导向十分鲜明。不仅如此，机关党建工作实际上也是紧密围绕党员的教育管理而展开的。习近平同志早在浙江工作时就曾指出，"机关党建工作说到底是做人的

---

①　《中国共产党支部工作条例（试行）》，中国法制出版社 2018 年版，第 19 页。

②　《中共中央印发〈关于加 强和改进中央和国家机关党的建设的意见〉》，《人民日报》2019 年 3 月 29 日。

③　《2019—2023 年全国党员教育培训工作规划》，《人民日报》2019 年 11 月 12 日。

工作，必须紧密围绕党对机关党员干部的思想、作风和能力要求，以及机关党员干部追求进步和全面发展的需求来展开"①。既然是做人的工作，机关党建的具体工作就离不开对党员心理的分析研判、疏导、关爱、激励以及借鉴心理运行规律进行教育管理，因此在机关党建工作中探索和推进心理建设显得非常有价值且必要。

如图7-1所示，将心理建设应用于机关党建的逻辑性和操作性至少包括以下三个方面：

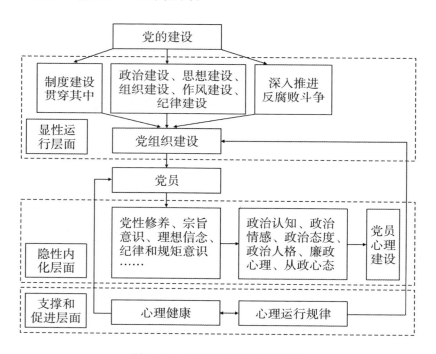

图7-1 党的建设的运行逻辑图

① 《在探索中求新求实——浙江省委书记习近平谈加强和改进机关党建工作》，《紫光阁》2004年第8期，第17页。

（一）从显性运行到隐性内化：机关党建实际上也是对党员进行心理建设的过程

从党的建设的运行逻辑上看，党建工作是以各级党组织为依托，对党员进行教育管理的过程。这也就意味着，党的建设是显性运行和隐性内化的统一体。即各级党组织的建设以及对党员所开展的教育管理活动是有形可见的，对党员的教育管理成效则是一种内隐的过程，而且关键体现在态度内化和行为转化上。

党的十九大报告提出新时代党的建设总要求，明确"全面推进党的政治建设、思想建设、组织建设、作风建设、纪律建设，把制度建设贯穿其中，深入推进反腐败斗争，不断提高党的建设质量"①。在中央层面，以党的建设总要求为指针加强顶层设计，以政治建设为统领，以完善的党内法规制度体系为依据，以净化党内政治生态为目标，为全面推进党的建设高质量发展提供了明确的依据。按照新时代党的建设的总要求和各项具体要求，各级党组织以加强自身建设为着力点，遵循党内法规制度，规范开展好党内政治生活，加强政治理论学习、党性教育和主题教育等，这是各级党组织的党建工作执行力的体现，是党建的显性运行层面——有制度法规依据、有规范性流程、有既定的学习内容、有明确的学习对象、有数据资料留存等等。

---

① 习近平：《决胜全面建成小康社会　夺取新时代中国特色社会主义伟大胜利——在中国共产党第十九次全国代表大会上的报告》，人民出版社 2017 年版，第 62 页。

　　然而，党组织并不是机关党建运行的逻辑终点，党建工作是以党组织为依托对党员进行教育管理的过程，党建工作的成效关键体现在党员身上——体现在党员的党性修养、宗旨意识、理想信念、纪律和规矩意识等方面——使广大党员干部"自觉同党的基本理论、基本路线、基本方略对标对表，同党中央决策部署对标对表，提高政治站位，把准政治方向，坚定政治立场，明确政治态度，严守政治纪律"①，要有高度的理性认同、情感认同，并坚定地做到"两个维护"。党员教育的成果最终体现在政治认同、思想认同、理论认同、情感认同上，并最终体现在行动的自觉上。而这些其实都是从外显的党员教育到认识深化、态度内化然后再到行为转化的过程，其中，态度内化这个内隐的过程及其质量直接体现了党建工作的成效。

　　从态度内化的角度看，对党员所进行的教育，实际上也是促进形成正确而又坚定的政治认知、政治情感、政治态度，涵养和塑造高尚的政治人格，进行廉政心理以及从政心态建设等的过程。由此看出，机关党建实际上也是对党员进行心理建设的过程。

　　（二）各级党组织在自身建设和具体的党建工作中，可以借鉴和运用心理运行的规律，提高机关党建的质量和活力，更好地促进党员的隐性内化

　　习近平总书记强调，在新形势下"只有与时俱进、改革创新，勇于探索实践、善于总结经验，机关党建工作才能不断提

————————

① 习近平：《在中央和国家机关党的建设工作会议上的讲话》，《求是》2019 年第 21 期，第 6 页。

高质量、充满活力"①。为此，"处理好继承和创新的关系。要推进理念思路创新、方式手段创新、基层工作创新，创造性开展工作。"② 新时代机关党建的高质量发展，既要以党的政治建设为统领，增强党建工作的严肃性、规范性与系统性，也需要在继承优良传统和宝贵经验的基础上，不断创新，使机关党建更加充满活力、更加具有吸引力、更加深入人心和更好地发挥教育引领作用。而党建工作的创新实效的取得，离不开对党员的认知规律和接收特点的分析和把握。这也就意味着，在增强党建工作的活力和吸引力的实践创新的探索中，关于个性心理、认知规律、人际互动与群体心理等方面的相关心理学规律是可以为各级党组织提供借鉴和参考的。具体而言，这种借鉴和运用主要在党组织自身建设、党务干部教育与心理疏导能力、党建活动的影响力等三个层面展开。

在党组织自身建设方面，党建工作的影响力还取决于党组织对党员的吸引力。为此，党组织在自身建设方面，应该借鉴管理心理学中关于组织吸引力建设的理论，加强党组织吸引力建设，着力营造"又有集中又有民主，又有纪律又有自由，又有统一意志、又有个人心情舒畅、生动活泼"③ 的党组织氛围，在增强党组织对党员的吸引力的同时，提升党组织对党员的号召力和影响力，使党员更加自觉主动地参与和融入党的组织生

---

① 习近平：《在中央和国家机关党的建设工作会议上的讲话》，《求是》2019 年第 21 期，第 5 页。

② 习近平：《在中央和国家机关党的建设工作会议上的讲话》，《求是》2019 年第 21 期，第 13 页。

③ 中央文献研究室：《建国以来毛泽东文稿》第 6 册，中央文献出版社1992 年版，第 543 页。

活中，并得到历练和成长。此外，促进人的自由全面发展是马克思主义倡导的核心理论主张之一，在党组织吸引力建设方面还可以借鉴心理学中的内职业生涯发展理论，激发党员干部内职业生涯和外职业生涯协同发展的意识。将年轻党员干部的职业生涯规划、中青年党员干部的职业生涯发展、年龄偏大党员干部的后职业生涯管理进行统筹规划，通过关心和促进不同职业生涯阶段党员干部的个人成长与全面发展，进一步增强党员干部对党组织的认同感和归属感。

在党务干部的教育与心理疏导能力方面，包括如何更好地讲好党课、开展谈心谈话以及心理疏导等。支部书记讲党课是党建工作的重要内容之一。党课要对党员产生更大的触动和教育作用，就应该很好地借鉴和运用教育心理学的相关规律，然后巧妙地将党课的内容加以编排和呈现，以使得党员在党课学习中有共鸣、有触动、有反思、有升华。此外，习近平总书记强调，要把党务干部培养成为"干部职工的贴心人"[1]。这就要求党务干部要有很好的识人阅人、谈心谈话以及心理疏导的能力，而这些能力训练往往都是以心理学的理论、技术和方法为支撑的。党务干部学习和借鉴心理学中关于性格和气质类型的理论能够提高识人阅人的能力，在把握每个党员独特个性特点的基础上，结合心理咨询的理念、技术和方法，将大大提升谈心谈话和心理疏导的工作实效。同时，也能够提高党务干部识别心理问题和鉴别心理疾患的能力，以便对极个别特殊情况的党员、干部进行及时有效的干预。

---

① 习近平：《在中央和国家机关党的建设工作会议上的讲话》，《求是》2019 年第 21 期，第 13 页。

　　在党建活动的影响力方面，党建活动的开展要着力借鉴和运用认知规律、态度转变规律、角色心理塑造规律等心理规律，使理论教育能够深入人心，实践教育能够有声有色。比如，在党性教育中可以参考这么一条认知规律，即没有个体的深刻体会与建立在情绪情感激发基础上的情理交融和渗透的学习，只是一种肤浅的符号和记忆学习，价值观念中所包含的道理、蕴含的情感都很难甚至无法引起个体的共鸣和精神层面上的震颤，从而深入到人的内心。个体的亲身参与以及由此唤起的情绪情感体验，是认识得以深化和升华的重要前置环节。党性教育工作应该以立足唤起党员强烈的情绪情感体验为前提，探索党性教育内容和形式的创新，而不仅止于符号和记忆学习。再比如，在党员角色心理的塑造方面，应该遵循角色心理的内化规律，促进广大党员更好地强化角色意识、深化角色认知、增强角色认同、调节角色冲突，从而在党员角色实践活动中永葆共产党人的政治本色。还比如，从大量的贪腐案例的分析中发现，廉政心理建设是反腐败工作的重要一环。心理防线筑不牢，就没有突破不了的底线。为此，综合运用心理学的相关规律，通过心理约束、心理调节与心理优化三大路径，促进党员干部对全面从严治党、高压惩治腐败的心理适应，化解由进退得失等现实性因素诱发的心理冲突和避免由此引发的心理失衡，增强党员干部的政治荣誉感、职业的价值感以及生活的充盈感，优化廉洁从政的心理内环境，进而不断筑牢党员干部拒腐防变的心理防线。

（三）心理活动的质量制约党员学习内化的效果，加强心理关爱、促进心理健康，是为党员思想境界的持续提升提供内在支撑

马克思主义理论认为，人是生产力中最活跃的因素。同样的，在机关党建中，人也是最活跃最根本的因素，增强机关党建的活力关键在激发人的活力。就个体而言，党员有活力的根本，是心理有活力，而心理的活力是需要不断进行维护和激发的。而且，如前所述，心理活动的质量决定思想水平的高低。心理健康对思维状态有着直接的影响，当个体的心理健康状况不佳时经常会导致思维陷入停滞化、表面化、单一化或极端化倾向，同时还容易情绪化，进而影响到心理的开放度以及理解、记忆与转化运用能力等，导致对外部信息的接受度和内化度不高。

机关党建的各项内容要让广大党员干部内化于心、外化于行，关键要促进入脑入心，因此大脑的活跃度、心理的开放度、学思践悟的意愿度等都至关重要。传统意义上的心理疏导和心理关爱，是以心理健康促进为核心，进行积极心理建设的过程，致力于推动广大党员干部提升心理健康意识和心理自助能力。当广大党员干部因主客观因素等所诱发的负性情绪得以疏解、内在的心理冲突得到化解、身心健康状况得到有效调节时，情绪的愉悦度会随之提升，大脑的活跃度随之增强，思维的功能随之改善。由此，以身心的愉悦度带动学习状态的改善，以思维的灵活性带动学习效果的提升，使党员干部在各项政治理论学习中的开放性、代入感与融入度更强，对学习内容的识记与转化效率更高。同时，积极心理建设带来的心理冲突

减少、心理赋能增多，也将有助于激发党员干部将学习内容转化为行动的内生动力，激发履职担当、尽责有为的干事创业热情，在学用结合中进一步坚定理想信念。

由上述分析可见，将党员心理建设融入新时代的机关党建，既可以为机关党建工作创新提供理论借鉴，也可以成为机关党建工作创新的实践载体。可以将心理建设工作衔接到务实管用的党建工作体系中，一方面大力推动干部心理关爱工作，使干部心理健康服务体系在基层单位内部落地生根；另一方面加大心理建设与机关党建工作对接的研究与应用转化力度，为机关党建工作提供更多可资借鉴的实用管用的心理学原理、技术与方法，使机关党建工作的开展更加符合党员干部的认知规律和接受特点，通过促进党员的高质量发展助推新时代机关党建工作的高质量发展。

四、加快构建新时代干部心理健康服务体系

心理健康是个动态的概念，环境发生变动，心理也经常随之波动，且影响心理健康的因素也是复杂、多变且不可预知的。这也就意味着，心理调节也应该是动态的、发展的。而且，从增强干部履职担当的本领的角度看，心力是能力的内在支撑，是能力得以不断提升和持续稳定发挥的内源性保障，因此，心理建设也应该是干部能力建设的重要组成部分。

在快速变革的时代，各级干部在具体工作中面临着许多新情况、新问题、新矛盾，在心理层面也面临着比较大的挑战。为此，加强干部心理上的关怀成为激励干部新时代新担当新作

为的重要举措之一。从建立干部身心健康的工作机制、促进干部心理适应能力不断提升的角度看，迫切需要加快构建适应新时代要求的干部心理健康服务体系。具体而言，需要在以下方面加强探索和推进力度：

推进干部心理健康工作的政策细化与政策执行工作。近年来，各级干部心理健康问题越来越受到重视。2011 年中纪委、中组部、监察部联合印发《关于关心干部心理健康，提高干部心理素质的意见》，2013 年中央国家机关工委印发《关于进一步推进中央国家机关职工心理健康服务工作的意见》，2016 年底卫计委等 22 个部门联合印发《关于加强心理健康服务的指导意见》，这些文件都对开展各级干部心理健康工作提出了具体的明确要求。然而，在具体执行中，却并未形成很好的政策执行力，干部心理健康服务工作仍需在更加清晰具体的政策指引下进一步推进。比如，专业权威的干部心理健康服务机构尚未建立、设置心理训练中心的党校（行政学院）仍屈指可数、很多领导干部培训的主体班次并未设置心理健康课程或者课程针对性不强、各级单位落实心理健康工作的具体负责部门不明晰、心理健康服务经费列支没有明确依据等。为此，需要进一步细化干部心理健康服务的政策，建立健全制度，逐步完善工作机制，对党校（行政学院）设立心理训练中心和配备心理健康专职教师、组建和培训兼职心理辅导员队伍、各级行政单位内部设立干部心理减压室、引入第三方心理顾问服务、定期的心理健康体检与心理疗养等进行明确的政策规定，同时明确各级单位具体的负责部门和专项的经费支持，确保干部心理健康服务工作有据可依、有序开展，真正把新时代党对干部的关心关爱落到实处。

构建以党校（行政学院）为主阵地的干部心理健康研究体系。发挥党校（行政学院）密切联系干部的独特优势，建立起以心理训练中心为依托的干部心理健康研究基地，开展分级分类的调查研究和针对性的理论应用研究，形成真正贴近干部需求和促进干部心理生态优化的心理健康研训体系。通过大样本研究、参与观察、座谈访谈等方式方法，加大对各级干部心理状况的分析研判，精准评估干部的心理状况，识别干部在心理健康服务上的需求，订制开发针对性的心理培训课程。建立各级党校（行政学院）心理训练中心的联动研究机制，加强数据信息共享，定期开展全国性的干部心理健康抽样调查，形成全国性的各级干部心理健康调查报告，为干部心理健康工作的政策制定提供决策依据，并据此针对性地向各级干部进行心理健康知识科普，同时也为各级党校（行政学院）的心理培训课程更新提供重要的参考资料。

加强党校（行政学院）心理健康培训师资队伍建设和课程体系建设。目前，党校（行政学院）心理健康培训不同程度地存在宽泛化、鸡汤化、游戏化、同质化的情况，因与干部心理健康的"痒点""痛点""兴奋点"等严重脱节，导致学员感觉心理培训不接地气和不解渴，认为心理调适课程就是"随便玩玩""让大家放松一下"。各级干部在心理健康方面需求旺盛且迫切，但对心理培训课程的学习兴趣不高，这成为一个真实存在的悖论。针对这种情况，将党校（行政学院）作为干部心理健康服务的主阵地，推进心理健康服务体系建设，需要以师资队伍建设为抓手推进心理健康培训课程体系建设。首先，要加强心理健康师资培训，把师资队伍建设摆在加强干部心理健康服务的突出位置，通过师资培训提高各级党校（行政学院）

心理健康教师的心理学专业理论素养和培训教学胜任力，使各级党校的心理培训课程能够帮助学员切实化解心理困扰和提高心理调节能力。其次，加强精品课程、优秀师资、学科带头人的评选，用名师名课服引领好干部心理健康工作，同时带动整个师资队伍的发展。再次，加强心理培训课程体系建设，建立包括压力管理、情绪调节、心态管理、职业心理健康维护、心理资本提升、从政心态优化、廉政心理建设、领导与管理心理能力提升等在内的系统、实用的心理培训课程体系，将课程切分清楚，把课程内容做细做实，确保学员能够真正体验到心理培训课程的实用价值。与此同时，还要加大教学形式的创新力度。通过团体心理辅导为干部创设更好地融入体验并获得更多的心理支持；通过生物反馈技术、脑波干预技术等先进技术手段的运用，创设人机交互的心理调适场景体验，以即时反馈强化心理调节的效果。通过师资队伍建设和课程体系建设真正让心理培训在干部心理健康服务中发挥先导性、预防性作用，力争能在心理培训中化解心理困扰，提高心理自助的意识和能力，激活和增强新担当新作为的心理资本。

开发和推广以自主测评和自助服务为特色的在线心理服务系统。2011年印发的《关于关心干部心理健康提高干部心理素质的意见》中强调要"积极借鉴现代科技手段，大胆探索有效途径，把握工作规律，建立长效机制，不断提高干部心理素质"。对于大多数干部而言，在自身心理是否健康、压力如何缓解、情绪如何调节、睡眠如何改善等方面都或多或少地存在需求，然而他们又担心被视为心理"有病"，而不愿意主动寻求心理服务。为此，应聚焦干部的心理调适的现实需求，运用科技化手段，开发干部在线心理服务系统，使领导能够通过手机、电脑等移动通讯和办公设备，随时随地登录使用。将心理测评自评、身心健康监测与预警、减压放松与身心调节、心理培训课程、在线心理咨询等功能集于一体，为各级干部提供一款订制化的在线心理陪护系统，让各级干部能够在需要的时候即刻获取到便捷的心理服务，通过培育日常心理调节的好习惯增强心理调适能力，同时使心理健康服务大规模覆盖各级干部，让更多人受益。

构建以权威机构和专家为依托的心理咨询、心理危机干预和心理顾问服务体系。为保证心理健康服务的专业性、中立性、保密性，需要在党校（行政学院）之外，探索建立依托权威机构和专家的全国性的干部心理健康服务中心。加大对中心工作的支持力度，推动该中心在心理健康知识普及、心理培训课程研发、心理督导体系构建、心理健康图书出版、心理健康产品研发等领域发挥实质性的作用。推动建立专业的心理咨询师队伍，健全心理咨询网络，提高电脑、网络等途径的心理咨询热线的知晓度，确保各级干部在需要的时候能够及时获取到心理咨询服务。同时，形成完善的心理危机干预工作机制，健全心理危机干预制度和工作流程，梳理需要开展心理危机干预的情形等。在干部遭遇重特大事故、自然灾害、家庭重大变故、职业发展挫折或疾病等危机事件并导致心理行为异常时，能够及时介入，化解当事人的心理危机；在因抑郁自杀或因公殉职等不幸事件发生时，及时对其家属和同事进行心理危机干预，将负面心理影响降到最低。此外，还需要进一步建立针对心理健康服务专业人士的督导工作体系，提高心理健康服务人员的专业水准和实操能力；建立针对各级干部及所在单位全体干部职工的心理顾问服务体系，让心理顾问服务成为干部队伍建设和思想政治工作的重要抓手，为更多的干部职工提供心理健康服务。

推进以政工干部为主体的日常心理疏导工作体系建设。加强和改进新时代的思想政治工作，要继续坚持和完善谈心谈话制度，将谈心谈话作为干部心理疏导的重要手段。为此，应着力加强政工干部的心理工作能力建设，研发政工干部心理疏导技能专题培训项目，有计划地开展政工干部轮训，提高政工干部灵活运用心理学的理念、技术、方法开展思想政治工作的能力，使政工干部能够真正把准干部的思想脉搏和情绪反应，耐心听取干部的利益诉求，及时帮助干部调整心态、排解困难、疏通心结，将心理健康隐患及时消除。在机构改革、岗位调整、提拔任用、退居二线、受党纪政纪处分等特殊时期及时开展心理疏导工作，为干部职工化解思想疙瘩，提供心理支持。此外，还可以依托政工干部建立并落实兼职心理辅导员制度，在单位内部开展好心理健康科普、定期心理健康体检、团体心理辅导、心理培训设计与组织实施、心理减压室建设与日常使用维护等日常心理健康服务工作，帮助干部职工缓解压力、焦虑、抑郁等心理问题，预防心理疾病的发生，使更多的干部受益。

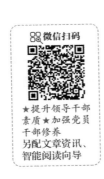

微信扫码

★提升领导干部
素质★加强党员
干部修养
另配文章资讯、
智能阅读向导

参考文献

1. 黄希庭：《心理学导论》，人民教育出版社 2006 年版。

2. 彭聃龄：《普通心理学》，北京师范大学出版社 2004 年版。

3. 菲利普·津巴多等著，王佳艺译：《津巴多普通心理学》，中国人民大学出版社 2008 年版。

4. 詹姆斯·卡拉特著，苏彦捷等译：《生物心理学》，人民邮电出版社 2011 年版。

5. C. R. 斯奈德等著，王彦等译：《积极心理学》，人民邮电出版社 2013 年版。

6. D. M. 巴斯著，熊哲宏等译：《进化心理学》，华东师范大学出版社 2007 年版。

7. Robin Dunbar 等著，万美婷译：《进化心理学——从猿到人的心灵演化之路》，中国轻工业出版社 2011 年版。

8. 杨小兵：《简明适应心理学》，中国文史出版社 2014 年版。

9. 郎世荣：《适应力》，电子工业出版社 2012 年版。

10. 约翰 P. 科特著，刘祥亚译：《变革之心》，机械工业出版社 2019 年版。

11. 拉姆·查兰著，杨懿梅译：《求胜于未知——不确定性变革时代如何主动出击变中求胜》，机械工业出版社 2018 年版。

12. 斯蒂芬·海斯著，祝卓宏等译：《接纳承诺疗法（ACT）》，知识产权出版社 2016 年版。

13. 克莉司德·布提可南著，杨蛰译：《多向思考者——高敏感人群的内心世界》，北京联合出版公司 2018 年版。

14. 道格·斯特里查吉克等著，周义斌译：《心理韧性——内心强大的终极秘密》，北京理工大学出版社 2017 年版。

15. 道格·亨施著，李进林译：《心理韧性的力量》，北京联合出版公司 2017 年版。

16. 胡月星：《领导心理》，研究出版社 2017 年版。

17. 米哈里·契克森米哈赖著，张定绮译：《心流——心理学最优体验》，中信出版集团 2017 年版。

18. 马克·舍恩等著，蒋宗强译：《你的生存本能正在杀死你》，中信出版社 2014 年版。

19. 大卫·塞尔旺－施莱伯著，黄珏书译：《痊愈的本能》，中国轻工业出版社 2014 年版。

20. 郭育祥：《不想生病就搞定自主神经》，辽宁科学技术出版社 2013 年版。

21. Erik Peper 等著，宋鲁平等译：《生物反馈教程——体验性教学和自我训练手册》，中国医药科技出版社 2013 年版。

后　记

　　以变应变，心理为先。这是我写作这本书想要传递的最重要的信息，也是这么多年从事干部心理健康工作的深切体会之一。谈及心理健康，一定是离不开个体所处的环境的。心理健康是一个交互的概念，个体与环境交互的结果影响着个体的心理健康程度。个体与环境良性交互时，心理健康度往往是高的；个体与环境无法良性交互时，心理健康度往往也会随之受到负面影响。同时，心理健康也是一个动态平衡的概念。心理健康不是恒定的，环境发生变动，心理必然随之波动；环境对个体不利，心理的平衡往往更容易被打破。心理的平衡一旦被打破，很难自然地得以恢复。如不及时地根据环境变化进行相应的调节，很容易导致心理适应性问题，有的陷入严重的心理僵化，甚至诱发心理疾患。因此，心理健康最终应该是一个发展性的概念。即个体随着环境的变化，主动以变应变，进行适应性的心理调节，不断增强心理适应的能力，促进心理世界的优化和升级，从而达到更高水平的心理健康。相反，忽略或没能做到以变应变，则容易诱发心理僵化和降级。

在当前快速变革的时代，各级干部普遍面临着形形色色的变化，既有新时代所带来的新形势、新要求、新任务、新挑战，又有个人职业生涯中的进退留转、待遇调整、人际关系调整、健康状况改变等。这些环境中的变化深刻影响着干部的心理健康，但现实中又有很多干部面对变化束手无策，不知道需要心理调节或不知道怎么进行心理调节。于是，就出现了很多因心理调节不当或不及时，而导致的心理困扰或严重心理问题。回首在干部心理健康工作中遇到的一个又一个真实的案例，越来越发现增强心理适应能力是一个很现实的问题，是使心理调适能够更加聚焦的一个重要探索方向。

2018 年，党和国家机构改革全面启动和推进，在这个重大的环境变化面前，很多干部表现出了心理上的不适应。在这个特殊的时间节点上，作为在党校系统工作的心理学从业者，我在自己多年的积累和总结的基础上，适时推出了全新的干部心理培训课程——"变革时代的心理适应与发展"，与身处机构改革浪潮中的干部交流以变应变的心理适应能力建设问题。2018 年 6 月 14 日，这一课程在刚刚机构合并的国家税务总局达州市税务局完成了首秀，紧接着又受邀为国家税务总局扬州市邗江区税务局进行了全员培训。同年 9 月，该课程进入中共国家税务总局党校的课堂，先后在司局级、处级、科级等不同层级的领导干部班开设，也多次受邀到部分省、市以及县区税务局进行全员心理培训。几乎每次课后，都会收到学员积极的反馈，尤其是在一个省税务局的讲座结束后，先后 100 多人发短信或微信给我表示感谢，更是让我坚定了把这个课程做成精品的决心。

一门课，每讲一次，都要修改完善一次，并且将 PPT 另存一份，这是多年来我养成的工作习惯。这也使得我能够清晰地记得这门课讲授了 56 次。随着课程讲授次数的不断增加，新的理论不断补充、思考更加深入、学员的反馈以及新的案例不断得以收集……课程内容变得更加丰富多样，想要把这门课写成一本书的冲动随之产生。

中央党校（国家行政学院）胡月星教授策划出版的"新时代干部心理能力建设书系"，给这本书提供了面世的良机。拟定提纲、提笔撰写，其间得以对这些年的心理健康工作进行梳理、总结和反思，也对将所讲授的课程内容进行扩展和优化组合，同时在脑海中提取出各种真实的案例用以论证相应的观点。写作过程是辛苦的，但也很愉快，毕竟能够对一段工作经历进行系统总结也是一件美好的事情。在书稿行将完成之际，又有好消息传来，在中共国家税务总局党校所开展的第二届精品课程评选中，"变革时代的心理适应与发展"这门课有幸得以入选校级精品课程。这既是荣誉，也是鞭策，更让我觉得是沉甸甸的责任。拿出经得起学员和读者检验的知识产品，方能不负讲台，不负韶华。

在这本书结稿之际，仍觉得有很多未尽事宜和一些不如意的地方，仍想要继续修改完善，但限于诸多主客观方面的原因，我最终还是决定给这段写作过程暂时画上一个句号。想着书中的不到、不当、不完善之处，也是与读者交流的一部分，心中多了些许慰藉，盼望得到大家的反馈和指正。

让我们一起走在快乐成长的路上。

李朝波

2020 年 1 月 6 日于美丽的瘦西湖畔

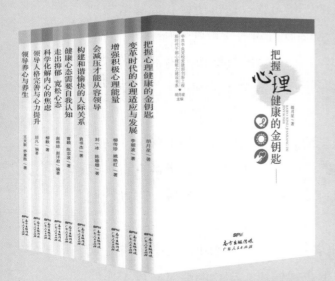